家政服务类专项职业能力培训教材

母乳喂养指导

深圳市人力资源和社会保障局　组织编写

中国劳动社会保障出版社

图书在版编目（CIP）数据

母乳喂养指导 / 深圳市人力资源和社会保障局组织编写. -- 北京：中国劳动社会保障出版社，2020

家政服务类专项职业能力培训教材

ISBN 978-7-5167-4494-9

Ⅰ.①母…　Ⅱ.①深…　Ⅲ.①母乳喂养-职业培训-教材　Ⅳ.①R174

中国版本图书馆 CIP 数据核字（2020）第 067504 号

中国劳动社会保障出版社出版发行

（北京市惠新东街 1 号　邮政编码：100029）

*

北京市白帆印务有限公司印刷装订　新华书店经销

787 毫米 × 1092 毫米　16 开本　13 印张　194 千字

2020 年 6 月第 1 版　2020 年 6 月第 1 次印刷

定价：39.00 元

读者服务部电话：（010）64929211/84209101/64921644

营销中心电话：（010）64962347

出版社网址：http://www.class.com.cn

家政服务类专项职业能力培训教材

指导委员会

主　任：孙福金

副主任：高东春

委　员：唐征勋　蔡禹星　张智荣　凌远强　王　建

《母乳喂养指导》编写委员会

主　编：尤卫红

参　编：杜艳丽　王　璐　丘　青　杜　芸　张国燕
罗海英　冯国坚

前　言

家政服务是朝阳产业，是爱心产业，在促就业、扩内需、惠民生等方面发挥重要作用。党中央、国务院高度重视家政服务业的发展。习近平总书记指出，家政服务大有可为，要坚持诚信为本，提高职业化水平。李克强总理也强调，家政服务业事关千家万户福祉，是一项一举多得的产业。2019 年，国务院办公厅印发了促进家政服务业提质扩容的意见，对家政服务高质量发展作出部署。广东省迅速行动，全面启动“南粤家政”工程，大力推进标准制定、技能培训、职业评价，加快推动家政行业职业化、标准化、专业化发展。

欲知平直，则必准绳；欲知方圆，则必规矩。为切实提高家政服务从业人员的技能水平，更好地满足新形势下“一老一小”对家政服务的品质需求，深圳市人力资源和社会保障局组织家政行业协会、家政企业和相关专家开展家政服务专项职业能力项目研发，对标国内外最高最好最优的先进经验，制定课程标准和评价规范，围绕母婴服务、居家服务、养老服务、医疗护理服务等领域，编写了系列培训教材。首批出版的是《母婴生活照护》《母乳喂养指导》《产后康复》《家庭餐制作》《家庭保洁》。

在培训教材编写过程中，深圳第二高级技工学校、深圳市家庭服务业发展协会、深圳市营养师协会、深圳市郑伟乾粤菜师傅技能大师工作室等单位给予了大力支持和协助，在此一并表示感谢！

由于时间仓促，该套培训教材难免存在疏漏之处，敬请各培训单位和广大读者批评指正。

家政服务类专项职业能力培训教材编写委员会

2020 年 5 月

目　录

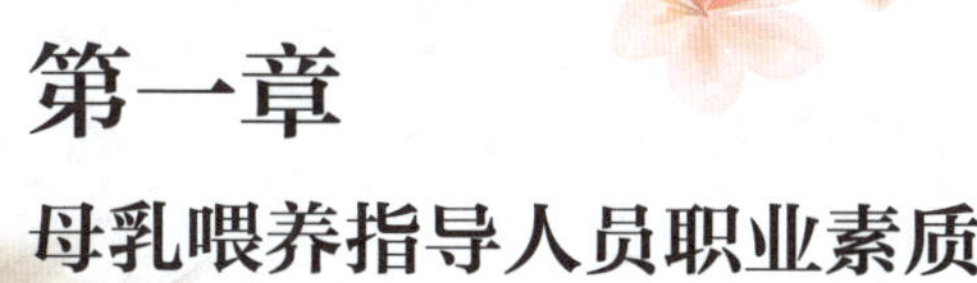

第一章 母乳喂养指导人员职业素质

第一节　母乳喂养指导岗位认知及岗位要求

一、母乳喂养指导岗位认知

1. 母乳喂养指导人员职业定位

母乳喂养指导是为母亲及其家人提供基于母婴健康的母乳喂养信息咨询以及有针对性的循证医学证据。母乳喂养指导人员的职业定位包括：

（1）支持母亲科学喂养婴幼儿，尊重母亲及其家人的意愿，支持母亲在充分知情选择的基础上选择适合自身情况的婴幼儿喂养方式，包括母乳喂养在内的所有喂养方式，帮助和鼓励她实现自己确定的喂养目标。

（2）积极参与双向转介。对于需医学干预的母婴，初步评估母婴状况，及时将母婴转介给专业医师；专业医师诊治后，如将母婴转介给母乳喂养指导人员，则母乳喂养指导人员继续随访和解决喂养问题。

（3）服务对象是有哺乳咨询需要的个人及组织，以母婴及其家人为主要服务对象。

（4）母乳喂养指导既可以个人，也可以团队的方式提供服务。

从事母乳代用品、奶瓶或奶嘴、吸奶器及相关产品的生产和销售者与母乳喂养存在不可避免的利益冲突，受其雇佣提供所谓“母婴健康服务”的人员不属于母乳喂养指导人员范畴。

2. 母乳喂养指导人员与医护人员的职责界限

（1）不能越界行使医护人员的职责。

医疗行为具有高度专业性，必须由具备执业医师和护士资质的人员实行。母乳喂养指导人员不能擅自对母乳喂养指导咨询范畴之外相关的健康问题进行医疗诊断和治疗，除非其本人已经具有医疗资质，可以在规定的场所提供其职责规定内的操作。

（2）需要转介给医生的情况：

1）母亲存在乳头疼痛破损、乳房肿胀或包块，经母乳喂养指导家庭处理24小时后无改善，甚至加重者。

2）婴儿大小便不足，体重增长不良，即使改善哺乳姿势和含乳，频繁喂养24~72小时仍无改善者。

3）需要各种有创操作的情况。

4）对母亲或婴儿出现的症状和疾病的诊断和治疗。

5）母亲或婴儿需要药物治疗。

6）母亲存在心理问题，尤其是出现自杀倾向或者幻觉。

7）其他需要引起医疗关注的问题。

（3）为了保持母乳喂养指导的专业性，尊重专业医生，母乳喂养指导人员需避免如下行为：

1）对医学检查结果以及化验结果进行解读和分析。

2）对临床用药进行评价。

3）指导哺乳母亲用药。

4）对医生的诊断和治疗进行评价。

5）鼓励或支持母亲不就医。

3. 母乳喂养指导人员与哺乳母亲的职责界限

母乳喂养指导人员不能越界替母亲做出哺乳决定，而应帮助母亲在充分知情同意的基础上做出选择。

知情同意是指在母乳喂养指导过程中，必须向哺乳母亲充分告知有关信息，如推荐方案的具体内容、预期目标、可能的风险、可能的花费、可替代的方案等，使哺乳母亲在充分了解信息基础上自主决定是否接受指导方案。

由于母乳喂养与哺乳母亲的成长经历、文化素养、经济状况、对母乳喂养相关信息的理解和接受水平、克服困难的态度和能力以及亲友的支持程度、工作的环境息息相关，同时还受当地文化、传统习俗、宗教信仰等的影响，因此需要母亲进行全面的自我评估和分析，做出最适合自己的决定。

切忌使用不当的语言暗示母亲，不可以对其进行言语攻击、伤害、指责和嘲讽，更不可以违背母亲的意愿进行哺乳指导。合格的母乳喂养指导人员需要相信哺乳母亲。

二、母乳喂养指导人员从业基本要求

1. 身体健康，无传染病。

2. 工作积极主动，态度和蔼可亲，动作敏捷、轻柔，说话文雅。

3. 有一定的表达能力，说话明确清楚。

4. 仪表整洁，性格开朗，有耐心，热爱本职工作，工作认真负责，对服务对象关心体贴，全心全意为客户服务。

5. 熟练掌握以下技能：

（1）促进新生儿与母亲持续的皮肤对皮肤接触。

（2）确认新生儿喂养提示和行为状态。

（3）确认正确的含乳。

（4）帮助母婴双方找到舒适的母乳喂养姿势。

（5）教授母亲如何手挤奶。

（6）帮助母亲预防和解决乳头疼痛及损伤的问题。

（7）帮助母亲预防乳胀、导管堵塞和乳腺炎的方法。

（8）针对嗜睡婴儿提供适当的哺喂方法。

（9）帮助和指导母亲评估婴儿的乳汁摄入情况。

（10）帮助和支持母亲及家庭应对围产期情绪失常（如产前抑郁、“宝宝忧郁”、产后抑郁、焦虑和精神错乱），并转介到专业机构。

（11）协助有健康问题宝宝的母乳喂养。

（12）在代乳品使用不可避免时，谨慎选择喂养方法，并采取措施维持母乳喂养并达成母亲的喂养目标。

（13）评估支持母乳喂养的技术、设备和仪器的适应证、禁忌证，以及使用后对持续母乳喂养的可能危害，为母亲提供循证的信息，包括其他替代喂养方式，以及在特定情况下这些技术和设备、仪器的正确使用方法。

（14）熟练掌握相关中医基础知识和操作技能。

6. 恰当地转介。

在母乳喂养咨询中，如果发现母婴的情况超出母乳喂养指导人员的工作范畴，需要引起医疗关注，应及时恰当地转介给相关医疗机构。

三、母乳喂养指导人员职业道德规范

母乳喂养指导人员不但要求掌握营养、中医、护理等专业知识和技能，还要遵守爱岗敬业、诚实守信等职业道德规范；不仅要严格遵守国家法律法规和相关的国际准则，也要在基于保护母婴健康与安全的根本前提下提供泌乳与母乳喂养的知识与协助，遵守避免利益冲突的公认原则。

母乳喂养指导人员只有不断提高自身的职业素质，才能实现自己的价值，得到社会的认可。

1. 爱岗敬业，遵纪守法。

爱岗敬业要求母乳喂养指导人员热爱自己的本职工作，恪尽职守，具有职业荣誉感和自豪感，以高度的劳动热情和创造性，强烈的事业心、责任感，做好服务工作。

在服务客户的过程中，母乳喂养指导人员要树立法律意识和风险防范意识，学会自我保护，遵守法律，尊重客户，严格遵守职业服务规范，避免法律纠纷。

2. 文明服务，诚实守信。

（1）提高个人修养，文明礼貌，诚实守信。

（2）对于工作中遇到的问题不能大包大揽，不过度推销服务，不做虚假承诺，用诚信和专业打造自己的口碑。

3. 热情和蔼，优质服务。

（1）具有爱心、亲和力，态度认真。

（2）具有积极乐观的心态。

（3）以客户为中心，关心和体贴客户，平等地对待每一位客户，让她们充分享有安全感和信任感，全心全意为客户服务。

4. 维护客户利益、保护其隐私；避免任何可能影响专业判断的商业因素的介入。

5. 勤奋好学，努力提升母乳喂养技能，丰富相关知识，更好地帮助哺乳母亲解决哺乳问题。

（1）母乳喂养指导人员在服务哺乳母亲过程中，不是简单地进行催乳、通乳按摩，还需要运用专业的母乳喂养知识和婴儿喂养技巧，传播正确的理念，向哺乳母亲提出实用的指导性建议。

（2）母乳喂养指导人员是复合型人才，需要掌握中医、西医、心理学、营养学、保健护理、母乳喂养、育儿等多学科的知识，综合运用，为客户提供良好的服务。

第二节　安全与卫生常识

母乳喂养指导人员应自觉提高安全卫生意识，掌握安全卫生常识，以饱满的精神状态为客户服务，避免人身和家庭财产安全事故的发生。

一、居家安全常识

（一）家庭防火

1. 家庭火灾的常见起因

（1）电器问题引发火灾。

（2）煤气、液化气、天然气引发火灾。

（3）意外情况引发火灾。

2. 家庭火灾的防范

（1）注意用电安全，掌握正确的家电使用方法。

（2）如在使用中电器突然出现故障，应立即切断电源，同时通知客户请专业人员修理，母乳喂养指导人员不要擅自修理。

3. 家庭火灾的处置与自救

（1）火灾的处置原则。家中一旦发生了火情，千万不要慌乱，要沉着冷静。首先依据火情大小做出判断，如火势很小，要果断抓住最佳扑救时机，迅速利用灭火器或水将火扑灭，扑救的同时要大声呼喊客户或街坊邻居帮助扑救。并要及时切断室内电源、气源。如果火势很大，要立即拨打“119”火警电话。

（2）灭火方法的选择。用水灭火是家庭灭火中最简便的方法，但并非所有的火情都适宜用水灭火，母乳喂养指导人员应能根据实际情况采取不同的灭火方法。如果炒菜时油锅起火可迅速盖上锅盖，将火压灭；如果是液化气罐阀门处起火，可用大块湿毛巾或湿棉被将火源压住，使其与空气隔绝，将火扑灭；如果是电器故障引起的火情，可以用干粉灭火器将火扑灭。

（3）灭火注意事项。发生火情后要掌握先救人、后救物的原则。

（4）火灾逃生。发生火灾后，住平房和楼房低层的住户可通过门、窗撤离火场；住在较高楼层的居民应通过楼梯或消防通道迅速撤离。

（二）家庭防盗、防抢劫

1. 防范意识

母乳喂养指导人员入户后，对客户家庭的安全负有一定的责任。因此，母乳喂养指导人员应养成良好的安全防范意识。

2. 防范措施

提高警惕，关严门窗是防止意外的关键所在。如遇客人来访，不要盲目开门，服务期间，不要与陌生人乱拉关系，不要与服务地周边的陌生人随意攀谈，不要乱认同乡，更不可将客户家庭情况告知他人。

（三）突发情况的处理

1. 突发疾病

服务期间如遇客户家中有人突发疾病，一定要沉着冷静。通常情况下，应首先想到送往医院救治，可以迅速拨打“120”急救电话。

2. 触电

如遇他人触电情况，应迅速切断电源，如关闭电源开关、拉闸，拔去电源插头。或用干燥的木棒、竹竿、塑料棒、皮带、绳子等不导电的物体拨开电线、切断电源或拉开触电者，千万不能用手直接触碰触电者。在触电者脱离险境后，轻者可就近平卧休息一两个小时，同时注意观察其变化。如不出现异常情况，一般很快可恢复正常。对心跳、呼吸均已停止的触电者，必须立即进行胸外心脏按压及人工呼吸，注意在送医途中仍要坚持胸外心脏按压及人工呼吸，直至呼吸、心跳恢复。

3. 烫伤

家庭中难免会有烫伤的情况发生，因此在做好预防的基础上，了解烫伤后的紧急处理是很有必要的。

烫伤一般分为四度，即Ⅰ度烫伤、Ⅱ度烫伤（又分为浅Ⅱ度和深Ⅱ度）、Ⅲ度烫伤和Ⅳ度烫伤。Ⅰ度烫伤为表皮伤，烫伤部位皮肤发红、刺痛、干燥、没有水泡。浅Ⅱ度烫伤创面累及真皮浅层，深Ⅱ度烫伤创面累及真皮深层，两者均红肿、伴有疼痛、大小不等的水泡、渗液。Ⅲ度烫伤累及皮肤全层，以及肌肉甚至骨质。Ⅳ度烫伤创面皮肤会变干硬、变白，甚至呈焦黑色，这时已感觉不到疼痛，创面干燥、没有水泡及渗液，是非常严重的情况。发生Ⅲ度以上严重烫伤应尽快送医院救治；对Ⅰ度烫伤、Ⅱ度烫伤等轻度烫伤，母乳喂养指导人员可以视情况进行初处理。

（1）Ⅰ度烫伤处理措施：①用流动的冷水冲洗或浸泡烫伤部位 20 分钟左右，以缓解疼痛，减弱红肿程度，防止形成水泡。②经上述处理后，可在伤处涂上烫伤膏药。

（2）Ⅱ度烫伤现场处理措施：①应避免直接用冷水冲洗，以免加重伤势，可酌情将患部放入盛有 15 ~ 20℃冷水的盆中局部浸泡冷却 20 ~ 30 分钟，舒缓疼痛。注意不能强行脱掉衣服，防止二次伤害。②经初步处理后可在伤处涂上烫伤膏药。③严禁将水泡挑破。若水泡已破裂，或皮肤溃烂，伴有渗出液，此时应把水泡周围的渗出液用消毒棉签处理干净，再涂抹烫伤膏药，以防止感染，或酌情送医院作进一步处理。④如伤口疼痛剧烈，损伤处红肿且分泌物增多，说明已感染，此时应及时到医院治疗。

总之，发生烫伤后的紧急处理需要根据不同伤情分别做好妥善处理。烫伤面积大且情况危急，应立即拨打“120”急救电话，及时到医院治疗。

4. 房门反锁

一般遇此类情况，可以打电话通知客户想办法解决。如果此时孩子或卧床病人正在家中，或是炉灶上正做着饭等，可以找街坊邻居帮忙，也可以拨打“110”报警电话，请民警帮助。

（四）安全用电常识

1. 母乳喂养指导人员要掌握一般家用电器的使用方法。对没有见过和使用过的家用电器，应首先学习产品说明书，然后按照使用说明操作，或在客户的指导下使用。

2. 母乳喂养指导人员在使用电器过程中如电器出现故障或异常情况，应立即切断电源，同时通知客户。不要自作主张自行解决，也不要让非专业人士修理电器或改造用电线路。

3. 母乳喂养指导人员严禁用湿手触摸电器开关，或插拔电源插头。禁止用带水的抹布擦拭家用电器开关、插座的表面，以免造成电线短路引发火灾。

（五）安全用气常识

1. 母乳喂养指导人员使用灶具前应先进行安全检查。打开总开关后，首先检查灶具、管线、阀门处有无漏气现象。检查时可以闻一闻有无燃气味，也可听一听是否有漏气的声音。

2. 使用电子点火灶具点火时，可直接按动并旋转点火器点燃灶具。如灶具需用手工点火，应一只手握住灶具开关，另一只手持点火器具，将点燃的火柴或点燃的打火机对准灶具的火眼，然后再按压旋转燃气开关放气。点火时要以火迎气，在灶具点燃后再放置炊具。

3. 在使用煤气灶时，不要长时间离开厨房，以免因风大吹灭火焰，导致熬粥、煮面时汤汁从锅内溢出浇灭火焰，造成燃气大量泄漏。还应避免火焰将锅内物品烧干，从而引发火灾。

4. 如果发现厨房内有浓厚的燃气异味，切忌点火，也不要触碰任何电源开关，以免产生电火花。遇此情况，应先关闭燃气总阀门，然后开窗通风，使燃气尽快散去，待查明原因后再使用，以免发生火灾和爆燃。

二、出行安全常识

（一）交通标志

母乳喂养指导人员出行必须遵守交通规则，严守交通信号，服从交警指挥，确保交通安全。

1. 交通信号灯

交通信号灯树立在道路的两侧，分为红色、黄色、绿色三种颜色。红灯亮，禁止行人和车辆通行；黄灯亮，各种车辆必须停在路口停止线或人行横道线以内，已经越过停止线的车辆，可以继续通行；绿灯亮，准许车辆、行人通行。

2. 人行横道线、过街天桥、地下通道

人行横道线是画在路面上的白色平行线（俗称“斑马线”），过街天桥和地下通道通常设立在交通繁忙的交通干线上。

（二）骑自行车、三轮车注意事项

1. 骑车时，要按照规定在非机动车道内骑行。在没有画车道的路面骑行时应靠马路右侧骑行。

2. 骑车时不要逆行，车速不要太快，转弯前应减速慢行，注意观察后方直行车辆和行人并伸手示意，不能突然猛拐。

3. 骑行时不准双手离车把、攀扶其他车辆或手中持物，不准扶身并行，互相追逐或曲折行驶。

（三）乘坐公共交通工具的注意事项

1. 外出乘坐公交车时，应自觉遵守交通规则，遵守乘车管理规定，自觉维护乘车秩序。

2. 等候车辆时应在规定的位置按照先后次序排队上车。在乘坐地铁、城铁时必须站在黄色隔离线以外等候，以免发生危险。

3. 上车时，应等车辆停稳，待车上的乘客下车后，再按照排队顺序依次上车。上车后应主动向车厢内行走，不要拥堵在车门处，妨碍他人上下车。

4. 乘车途中不能将头和手伸出窗外，不要向窗外乱扔废弃物品。

5. 不携带危险品和有碍乘客安全的物品乘车。

6. 下车后，注意不要在车头、车尾处猛跑或突然穿越马路，以免发生危险。

三、人身安全和自我保护

1. 社会交往安全

交友本无可厚非，但是交友必须慎重。一不贪图金钱，二不轻信他人，三谈恋爱要慎重。

2. 谨防诈骗

诈骗是指用欺诈的手段，获得他人财物的犯罪手段。尽管诈骗分子在行骗的过程中配合默契、表演逼真、语言极具诱惑力。但只要人们对这类事情提高警惕，遇事保持清醒的头脑，不要幻想获得意外财富，不占小便宜，就能够避免上当受骗。

四、紧急呼救常识

1. 紧急呼救电话“110”

凡盗窃、抢劫、火灾、疾病救护、交通事故等紧急呼救，均可拨打“110”电话。使用“110”电话报警时，要注意语言简洁明了，应报告发案的地点（区、街道、路名、门牌号码），报案人姓名及简单案情。

2. AED（自动体外除颤器）标识

AED 被称为“救命神器”，可以抢救心脏骤停患者。一般人员密集的公共场所都有安置 AED，并有醒目的标识。一旦发现心脏骤停患者，应在抢救黄金 4 分钟内迅速找到 AED，并正确使用，以挽救患者生命。

五、卫生安全常识

1. 个人卫生常识

母乳喂养指导人员应注意个人卫生，饭前便后必须洗手，不留长指甲，不涂抹指甲油，不宜留长发。

2. 环境卫生常识

母乳喂养指导人员应注意环境卫生，不随地吐痰，不乱扔果皮纸屑，按要求做好垃圾分类，爱护花草树木。

第三节 法律常识

一、公民的基本权利与义务

（一）我国宪法规定的公民基本权利

1. 平等权

平等权是我国宪法赋予公民的一项基本权利，是公民享有其他一切权利的基础。中华人民共和国公民在法律面前一律平等。任何公民都平等地享有宪法和法律规定的权利，同时也必须履行宪法和法律规定的义务。

2. 政治权利

政治权利是宪法中规定的公民参与国家政治生活的权利。依照宪法规定，我国年满18周岁的公民，不分民族、种族、性别、职业、家庭出身、宗教信仰、受教育程度、财产状况、居住期限，除依照法律被剥夺政治权利的人以外，都有选举权和被选举权；公民对任何国家机关和国家工作人员有提出批评、建议的权利，对其违法、失职行为有提出申诉、控告或者检举的权利，但是不得捏造或歪曲事实进行诬告陷害；公民还享有言论、出版、集会、结社、游行、示威的自由。

3. 宗教信仰自由

我国宪法规定，公民有宗教信仰自由。宗教信仰自由是指公民依据内心的信念，自愿地信仰宗教的自由。国家保护正常的宗教活动。

4. 人身自由

（1）人身自由不受侵犯。任何公民，非经人民检察院批准或者决定或者人民法院决定，并由公安机关执行，不受逮捕。禁止非法拘禁和以其他方法非法剥夺或者限制公民的人身自由，禁止非法搜查公民的身体。

（2）人格尊严不受侵犯。禁止用任何方法对公民进行侮辱、诽谤和诬告陷害。

（3）住宅不受侵犯。禁止非法搜查或非法侵入公民的住宅。

（4）通信自由。公民的通信自由和通信秘密受法律保护。除因国家安全或者追查刑事犯罪的需要，由公安机关或者检察机关依照法律规定的程序对通信进行检查外，任何组织或者个人不得以任何理由侵犯公民的通信自由和通信秘密。

5. 社会经济、文化教育方面的权利

（1）财产权。财产权是指公民对其合法财产享有的不受非法侵犯的所有权。

（2）劳动权。劳动权是指有劳动能力的公民有获得工作和取得劳动报酬的权利。

（3）劳动者的休息权。休息权和劳动权是密切联系的。规定休息权是为了保护劳动者的身体健康和提高劳动效率。

（4）获得物质帮助权。我国宪法规定，公民在年老、疾病或者丧失劳动能力的情况下，有从国家和社会获得物质帮助的权利。国家发展为公民享受这些权利所需要的社会保险、社会救济和医疗卫生事业。

（5）受教育的权利和义务。我国宪法规定，公民有受教育的权利和义务。

（6）进行科学研究、文学艺术创作和其他文化活动的自由。我国宪法规定，公民有进行科学研究、文学艺术创作和其他文化活动的自由。

（二）我国宪法规定的公民基本义务

1. 维护国家统一和全国各民族团结。

2. 必须遵守宪法和法律，保守国家秘密，爱护公共财产，遵守劳动纪律，遵守公共秩序，尊重社会公德。

3. 维护祖国的安全、荣誉和利益。

4. 保卫祖国、依法服兵役和参加民兵组织。

5. 依法纳税。

除了上述义务外，我国宪法还规定，夫妻双方有实行计划生育的义务；父母有抚养教育未成年子女的义务；成年子女有赡养扶助父母的义务等。

二、劳动法常识

劳动法是调整劳动关系以及与劳动关系密切联系的其他社会关系的法律规范的总和。

（一）劳动法的适用对象

1. 在中国境内的企业、个体经济组织和与之形成劳动关系的劳动者适用劳动法。

2. 国家机关、事业单位、社会团体和与之建立劳动合同关系的劳动者，依照劳动法执行。

员工制家政服务公司的家政服务从业人员，按照公司的安排到客户家服务，客户和家政服务公司签订家政服务合同，不与家政服务从业人员直接发生合同关系。这种情况下，家政服务从业人员与家政服务公司建立的劳动合同关系，适用劳动法。

非员工制家政服务公司的家政服务从业人员，经家政服务公司介绍，与客户直接约定服务内容和服务报酬等事项，签订服务合同，家政服务公司向客户、家政服务从业人员收取中介费。这种情况下，家政服务从业人员与客户建立的服务合同关系按照合同法等民事法律法规进行调整。

（二）劳动合同

1. 签订劳动合同需遵守的原则

（1）平等自愿、协商一致的原则。平等自愿是指在订立劳动合同的过程中，双方当事人的法律地位平等，不存在任何服从与命令的关系，完全依当事人自己的真实意愿订立合同的内容。

（2）合法原则。劳动合同必须依法订立，不得违反法律、行政法规的规定。

2. 劳动合同的主要条款

根据劳动法的规定，劳动合同必须具备以下条款：

（1）劳动合同期限。

（2）工作内容。

（3）劳动保护和劳动条件。

（4）劳动报酬。

（5）劳动纪律。

（6）劳动合同终止的条件。

（7）违反劳动合同的责任。

3. 劳动合同的解除

劳动合同的解除是指劳动合同的当事人在劳动合同期限届满之前，依法提前终止劳动合同关系的法律行为。劳动合同的解除存在协商解除和用人单位或劳动者单方解除劳动合同的情况，我国劳动合同法对此都做了明确的规定。

4. 解除劳动合同的经济补偿

解除劳动合同的经济补偿通常由用人单位依据国家有关规定和劳动合同约定，直接支付给劳动者。经济补偿的目的一方面是从经济上制约用人单位解除劳动合同的行为，另一方面是对失去工作的劳动者给予经济上的安慰和补偿。

三、妇女权益保障法常识

《中华人民共和国妇女权益保障法》（以下简称《妇女权益保障法》）自1992年施行以来，对保障妇女的合法权益，实现男女平等发挥了重要作用。

（一）妇女的政治权利

《妇女权益保障法》规定，国家保障妇女享有与男子平等的政治权利。妇女有权通过各种途径和形式，管理国家事务，管理经济和文化事业，管理社会事务。

（二）妇女的文化教育权益

教育是提高妇女认知水平的重要渠道。良好的教育对妇女实现自身价值，提高其在社会上和家庭中的地位有着积极的作用。《妇女权益保障法》规定，国家保障妇女享有与男子平等的文化教育权益。

（三）妇女的劳动和社会保障权益

《妇女权益保障法》规定，国家保障妇女享有与男子平等的劳动权利和社会保障权利。各单位在录用女职工时，应当依法与其签订劳动（聘用）合同或者服务协议，劳动（聘用）合同或者服务协议中不得规定限制女职工结婚、生育的内容。并实行男女同工同酬。

（四）妇女的财产权益

《妇女权益保障法》规定，国家保障妇女享有与男子平等的财产权利。在婚姻、家庭共有财产关系中，不得侵害妇女依法享有的权益。

（五）人身权利

人身权利是一种以人身利益为内容的重要权利，包括人格权和身份权两个方面。人格权包括生命权、健康权、身体权、姓名权、名称权、肖像权、名誉权、荣誉权、隐私权、信用权等。身份权包括亲权、亲属权、配偶权等。这些权利都是为自然人所拥有的基本权利。《妇女权益保障法》在认可这些权利的同时，进一步强调，国家保障妇女享有与男子平等的人身权利。

（六）妇女的婚姻家庭权益

《妇女权益保障法》规定，国家保障妇女享有与男子平等的婚姻家庭权利。国家保护妇女的婚姻自主权。禁止干涉妇女的结婚、离婚自由。女方在怀孕期间、分娩后一年内或者终止妊娠后六个月内，男方不得提出离婚。禁止对妇女实施家庭暴力。妇女对依照法律规定的夫妻共同财产享有与其配偶平等地占有、使用、收益和处分的权利，不受双方收入状况的影响。

（七）妇女权益受侵害时的救济

《妇女权益保障法》规定，妇女的合法权益受到侵害时，有权要求有关部门依法处理，或者依法向仲裁机构申请仲裁，或者向人民法院起诉。

四、民事诉讼法常识

民事诉讼是民事活动当事人在民事纠纷发生后，通过法院的公开、公正的裁判解决纠纷的活动。

（一）民事诉讼法的适用范围

人民法院受理公民之间、法人之间、其他组织之间以及他们相互之间因财产关系和人身关系提起的民事诉讼。

（二）管辖

管辖是指民事纠纷发生后，当事人应当向哪个地区的哪一级人民法院起诉。这里涉及民事诉讼管辖中的级别管辖和地域管辖两个问题。

1. 级别管辖的规定

除法律规定由中级人民法院、高级人民法院和最高人民法院管辖的第一审案件外，其余的第一审民事案件由基层人民法院管辖。

2. 地域管辖的规定

我国的地域管辖一般实行“原告就被告”原则，即原告应当向被告的住所地人民法院提起诉讼。在此原则之上，法律还规定了例外情况，例如，如果被告住所地与经常居住地不一致的，由经常居住地人民法院管辖；如果案件涉及多个被告且被告住所地不一致的，多个被告住所地法院都有管辖权，原告可以选择其中一个法院起诉，选择了哪个法院，案件的管辖权就由哪个法院行使等。

（三）民事诉讼的程序

我国人民法院审理民事案件实行两审终审制，即一个案件最多经过两级人民法院的审判即宣告终结的制度。

《中华人民共和国民事诉讼法》第 119 条规定，起诉必须符合以下条件：

（1）原告是与本案有直接利害关系的公民、法人和其他组织。

（2）有明确的被告。

（3）有具体的诉讼请求和事实、理由。

（4）属于人民法院受理民事诉讼的范围和受诉人民法院管辖。

（四）民事执行程序

民事执行程序是民事诉讼的最后阶段，是指人民法院的执行组织依照法律规定的程序，运用国家强制力依法采取执行措施，强制义务人履行生效判决、裁定书所确定义务的程序。

发生法律效力的民事判决、裁定，当事人必须履行。一方拒绝履行的，对方当事人可以向人民法院申请执行，也可以由审判员移送执行员执行。调解书和其他应当由人民法院执行的法律文书，当事人必须履行。一方拒绝履行的，对方当事人可以向人民法院申请执行。申请执行的期间为二年。申请执行时效的中止、中断，适用法律有关诉讼时效中止、中断的规定。

五、治安管理处罚法常识

（一）治安管理处罚法概述

《中华人民共和国治安管理处罚法》（以下简称《治安管理处罚法》）是为维护社会治安秩序，保障公共安全，保护公民、法人和其他组织的合法权益，规范和保障公安机关及其人民警察依法履行治安管理职责而制定的法律。

（二）治安管理处罚的种类和适用

治安管理处罚的种类分为：警告、罚款、行政拘留、吊销公安机关发放的许可证。

（三）违反治安管理的行为和处罚

《治安管理处罚法》规定扰乱公共秩序，妨害公共安全，侵犯人身权利、财产权利，妨害社会管理，具有社会危害性，尚不构成刑事处罚的，由公安机关依照《治安管理处罚法》给予治安管理处罚。

1. 扰乱公共秩序的行为

扰乱公共秩序的行为包括扰乱机关、团体、企业、事业单位秩序，致使正常工作不能进行；扰乱车站、码头等公共场所的秩序；扰乱公共汽车等公共交通工具上的秩序；违反国家规定侵入计算机信息系统，造成危害；传播计算机病毒等破坏性程序，影响计算机信息系统正常运行等行为。

2. 妨害公共安全的行为

妨害公共安全的行为包括非法携带枪支、弹药或管制刀具的；违法生产、销售、储存危险物品等行为。

3. 侵犯人身权利、财产权利的行为

侵犯人身权利的行为包括：殴打他人，非法限制他人人身自由，侮辱、诽谤他人，虐待家庭成员等行为。侵犯财产权利的行为包括：盗窃、诈骗、抢夺少量财物，哄抢他人财物；敲诈勒索、故意损坏公私财物等行为。

4. 妨害社会管理的行为

妨害社会管理的行为包括：窝赃、买赃，吸食、注射毒品，倒卖票证，阻碍国家机关工作人员依法执行职务，冒充国家机关工作人员招摇撞骗，尚不够刑事处罚的行为等。

对于上述四大类违反治安管理的行为，《治安管理处罚法》在做出了详细分类的同时，也规定了全面具体的处罚方法。

（四）执法监督

《治安管理处罚法》规定，公安机关及其人民警察应当依法、公正、严格、高效办理治安案件，文明执法，不得徇私舞弊。人民警察办理治安案件，有下列行为之一的，依法给予行政处分；构成犯罪的，依法追究刑事责任：

1. 刑讯逼供、体罚、虐待、侮辱他人的；

2. 超过询问查证的时间限制人身自由的；

3. 不执行罚款决定与罚款收缴分离制度或者不按规定将罚没的财物上缴国库或者依法处理的；

4. 私分、侵占、挪用、故意损毁收缴、扣押的财物的；

5. 违反规定使用或者不及时返还被侵害人财物的；

6. 违反规定不及时退还保证金的；

7. 利用职务上的便利收受他人财物或者谋取其他利益的；

8. 当场收缴罚款不出具罚款收据或者不如实填写罚款数额的；

9. 接到要求制止违反治安管理行为的报警后，不及时出警的；

10. 在查处违反治安管理活动时，为违法犯罪行为人通风报信的；

11. 有徇私舞弊、滥用职权，不依法履行法定职责的其他情形的。

第二章

乳房的结构与生理知识

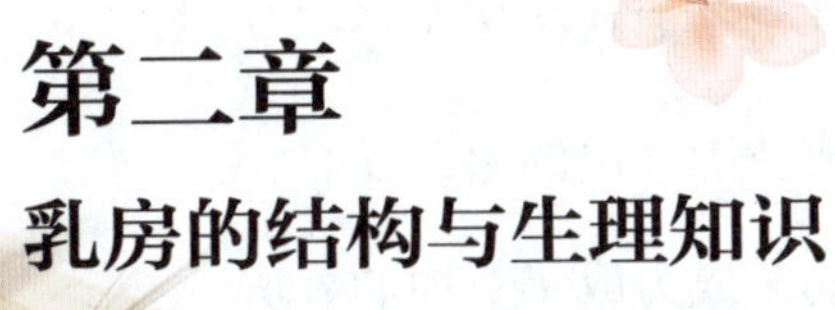

第一节　乳房发育与形态

一、乳房的发育

乳房的发育受神经发育、内分泌、营养状况、遗传、疾病等多种因素的控制与调节，其中受内分泌影响最大，包括下丘脑—垂体促性腺激素、促乳腺激素及卵巢分泌的雌激素、孕激素等多种激素影响。在每一个月经周期中，随着卵巢内分泌激素的周期性变化，乳腺组织也发生着周而复始的增生与复旧的变化。

乳房是人类和哺乳动物特有的腺体，经历了新生儿期、幼儿期、青春期、性成熟期、妊娠哺乳期、围绝经期及老年期，是一个不断发展的过程。乳房的大小、形态和腺体多少无关，而是因个体所含脂肪组织的多少不同而存在差异。在不同的年龄阶段以及不同的生理时期，受机体内分泌特别是性激素的影响，不同时期的乳房表现出不同的特点。特纳（Tanner）分期理论中，将乳房发育分为五期，不同时期的主要表现为：

第一期：青春期之前阶段，乳房尚未发育。

第二期：乳房发育初期，乳头下的乳房胚芽开始生长，乳房和乳头相继开始隆起，似小山丘状。

第三期：乳房、乳头隆起进一步明显，乳房范围进一步扩大，乳晕进一步增大且色素明显增多，外形如成年女性的乳房，但整体体积较小。

第四期：乳房迅速增大，乳晕和乳头形成轮廓突出的第二丘。

第五期：乳房更大，基本定型，外形圆润，成为成年女性的乳房。

胎儿出生时，乳房无性别差异，乳房内仅含有短的分枝形的乳腺导管萌芽雏形。由于从母体带来的多种胎盘激素的作用，婴儿在出生后的1~2周内，乳腺上皮增生，导管上皮向导管腔内分泌少许乳汁样物质，导管腔增大，乳头可出现溢液现象，这是正常的生理现象。随着母体的胎盘激素浓度在新生儿体内的逐渐降低，这种现象一般在3~4周消失。个别地区有新生儿出生后挤压乳头的风俗，认为只有这样才能使乳头不凹陷，其实这是一种陋习，是不科学的，可能损伤乳头、乳腺，甚至造成新生儿化脓性乳腺炎。

新生儿至青春期之前，乳房一直表现为静止状态，无明显的发育。到了青春期，女性的乳腺开始发育，在雌激素的作用下，脂肪组织、乳腺内的纤维结缔组织数量增多、质地变软，乳腺内的血管增生，以适应乳腺的发育。由于乳房的体积增大较为迅速等原因，此时女孩可感到局部的疼痛或胀痛，这属于正常生理现象，可在将来的发育中逐渐消失，或在下一个月经周期的开始1周内出现质地变软、肿块感不明显等表现。在卵巢分泌性激素的刺激作用下，乳房生长加速，大约经过4年时间，腺体形成成熟、完善的小叶—导管—腺泡系统。与此同时，整个乳房包括腺体、乳晕、乳头相继增大，乳晕和乳头着色逐渐增加，乳头下可触及质地较韧的盘状物，不伴有疼痛。一般情况下，双侧乳腺同时发育，但也有少数一侧开始发育较早，另一侧相对迟缓，但成熟后基本同步，以后乳房逐渐发育成均匀的圆锥形。

乳房一般成对生长，两侧对称。人类乳腺在非哺乳期也存在。乳腺仅有胸前的一对。如果在胚胎期，其他区域的乳腺始基没有完全退化，就会遗留多乳头、多乳房畸形，临床称为副乳腺，位置一般在腹股沟到腋窝之间的连线上，多位于双侧腋下。若副乳有多处的乳腺残留，则会在从腋部到腹股沟的这条乳线上形成多处副乳，常见的为多乳头，如图 2–1 所示。

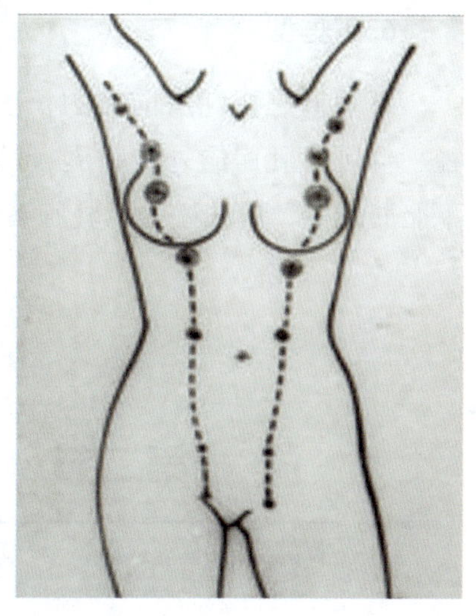

图 2–1 乳线

二、乳房形态

根据乳房基底横径、乳房高度、乳房下垂程度，可以将乳房的形态分为扁平型、圆盘形、半球形、圆锥形、下斜型和下垂型等六种。

1. 扁平型

扁平型是指乳房前突的长度明显小于乳房基底的半径，乳房平坦，失去正常起伏的曲线轮廓。

2. 圆盘形

圆盘形是指乳房前突的长度小于乳房基底的半径，乳房稍隆起，形如碗盘状，边界不甚明显，站立与仰卧位乳房形态无明显变化。

3. 半球形

半球形是指乳房前突的长度等于乳房基底的半径，形似圆锥形，乳房在胸前壁的隆起突出，边界明显，呈浑圆丰满状，卧位时仍能看到明显乳房曲线。这是一种最理想、最健美的乳房形态。

4. 圆锥形

圆锥形是指乳房前突的长度大于乳房基底的半径，乳房下缘与胸壁形成的角度小于 90° ，形成明显的乳房下弧线，站立时乳房高耸而微垂。

5. 下斜型

下斜型是指乳房前突的长度更大，乳房下缘与胸壁形成的角度仍小于 90° ，乳房乳轴稍向下。

6. 下垂型

下垂型是指乳房前突的长度更加大，轴长 6 厘米以上，大于乳房基底半径，仰卧时乳房向外侧垂展，站立时下垂呈袋状。下垂型乳房多见于产后皮下脂肪减少、皮肤松弛、乳腺萎缩加上保养不当的女性。

第二节　乳房的结构与功能

一、乳房的结构

（一）乳房外部结构

图 2–2 所示为乳房的解剖图。从图中可以看到，乳房的外部结构包括乳头、乳晕、乳房体等。

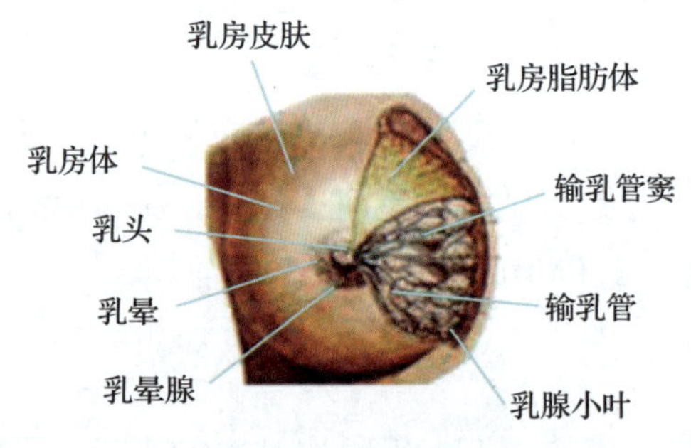

图 2–2　乳房解剖图

1. 乳头

乳头位于乳房的中心部位，正常乳头呈圆柱状或圆锥状，表面呈粉红色，在孕期因受激素影响，略增大，并出现色素沉着。

乳头通常双侧对称，直径为 8~15 毫米，有 4~18 个出乳孔，为输乳导管开口。乳头由致密的结缔组织及平滑肌组成，平滑肌呈环行或放射状排列，受感觉神经末梢的密集神经支配，遇寒冷或机械刺激时，平滑肌收缩，可使乳头勃起。平滑肌纤维作为乳头的“关闭装置”，它的收缩功能使乳汁不会持续渗出。哺乳早期或者一些乳头平滑肌比较松弛的女性，在哺乳时可能出现“漏奶”情况，这是正常现象。

乳头的神经末梢异常敏感，如果哺乳时姿势不对或其他原因造成的含乳不当，易导致乳头红肿，并有烧灼样疼痛，如出现皲裂症状时，疼痛异常剧烈。乳头表面的皮肤对雌激素非常敏感。当雌激素缺乏时，乳头皮肤就会萎缩变薄，哺乳时会产生灼痛感。

由于个体发育差异，成熟女性的乳头呈现下列多种形态。

（1）大乳头。国内整形学研究将乳头直径大于 12 毫米的称为肥大乳头。在临床中，也可见到大于 25 毫米的肥大乳头。妊娠哺乳期乳头也会相应增大。产后，大乳头可能影响婴儿上、下唇的含接及舌的运动而造成含接困难，对哺乳的影响常大于小乳头。

乳头的大小、长短因人而异，与内分泌、遗传因素、经常外力拉扯以及个体发育差异有关。乳头的大小及其高度差异较大，不能简单地确定其为正常或异常。只要双侧对称，没有偏向和回缩，就属于正常。

从孕早期到孕中期，由于激素水平的原因，乳头会逐渐增大，长度和宽度都会增加，尤其在产后第一周，乳头直径较大，数周后慢慢变回正常大小。乳头大小是一个相对的问题，相对于婴儿而言，难以含紧并控制的，可以视为大乳头。大乳头影响着婴儿含接以及吸吮过程是否方便。

（2）扁平乳头。扁平乳头是指直径虽然在标准范围内，但是却不够突出，也就是乳头长度较短，约在 0.5 厘米以下。

有的哺乳母亲认为她的乳头太扁平了，不能给婴儿哺乳。其实，乳头长度并不重要，婴儿吸吮的不仅仅是乳头。乳头只是乳汁的出口部位，婴儿吸吮的是乳头和乳晕下面的乳房，使之形成一个长奶嘴。因此，乳房的延展性好，比乳头的长度更重要。如果乳房延展性差，在最初时，哺乳母亲需要先帮助婴儿掌握正确吸吮姿势，自己用手把乳房前部捏扁成“三明治”形，以便于有含接困难的宝宝吸吮。只要哺乳母亲稍有耐心和毅力，母乳喂养就能成功。

（3）内陷乳头。乳头内陷的发生一般是由于先天发育不良引起的，如乳腺导管短缩、部分组织纤维化挛缩、乳头平滑肌发育不良等。其中乳腺导管短缩和组织纤维化挛缩是引起乳头内陷的主要原因。

继发性乳头内陷（即后天性乳头内陷），是乳头受乳腺内病理组织牵拉或胸罩或束胸压迫引起的。多见于炎症、肿瘤等疾病，侵犯乳房的导管、韧带、筋膜等，使其收缩所致；不合理的束胸或穿戴过紧的胸罩发生在青少年时期，因胸部紧束，血液循环不好，使乳房发育不良而致乳头内陷。

乳头内陷极易引起乳头乳晕炎症和乳腺炎症等疾病，严重乳头内陷还会导致内陷皮肤黏膜化并伴有湿疹，可出现出血、糜烂，形成慢性炎症。乳腺导管又与内陷处相通，炎症可向乳腺内扩散逆行性感染，引起乳腺炎。如果乳头内陷得不到及时纠正，炎症长期刺激，致使乳腺导管因慢性炎症而收缩，乳头内陷则更加严重，易形成恶性循环。

乳头内陷会对母乳喂养造成影响，甚至无法正常哺乳。另外，由于乳汁不能排出而造成乳汁淤积，可能造成乳房继发感染。

孕期无须对内陷乳头进行过多干预和处理。哺乳期，在产后最初几周，可以在喂奶前几分钟，通过吸奶器或乳头牵引器等负压吸引装置，对内陷的乳头进行牵拉，达到延长乳腺导管及纤维条索的目的，以利于婴儿含乳及吸吮。

2. 乳晕

乳晕指乳头周围皮肤色素沉着较深的环形区。乳晕的直径为 3~4 厘米，色泽差异较大，青春期呈粉红色，妊娠期、哺乳期因激素水平影响，色素沉着加深，呈深褐色。

乳晕部位有汗腺和皮肤腺，即蒙哥马利腺，也称为蒙氏腺，直接开口于表皮，它能分泌油性物质，具有保护皮肤、润滑乳头的作用。其特殊的气味，也能引导宝宝转向并找到乳房。

3. 乳房体

乳房体是指整个肉眼能看到的乳房。乳房位于胸前部、胸大肌和胸筋膜的表面，上起第二至第三肋，下至第六至第七肋，内侧至胸骨旁线，外侧可达腋中线，外观呈半球形，凸起于胸前两侧，与全身线条相连，构成人体的曲线美。乳房体内侧 2/3 位于胸大肌表面，外侧 1/3 超过胸大肌腋缘而位于前锯肌表面。

（二）乳房内部结构

乳房内部结构包括腺体、导管、脂肪、肌肉、血管、神经、淋巴系统和纤维组织。

1. 腺体和导管

腺体与导管紧密相连。乳房腺体位于皮下前筋膜的浅层与深层之间。由 15~20 个腺叶组成，每一个腺叶分成若干个腺小叶，每一个腺小叶又由 10~100 个腺泡组成，如图 2–3、图 2–4 所示。腺泡是乳腺的基本功能单位。

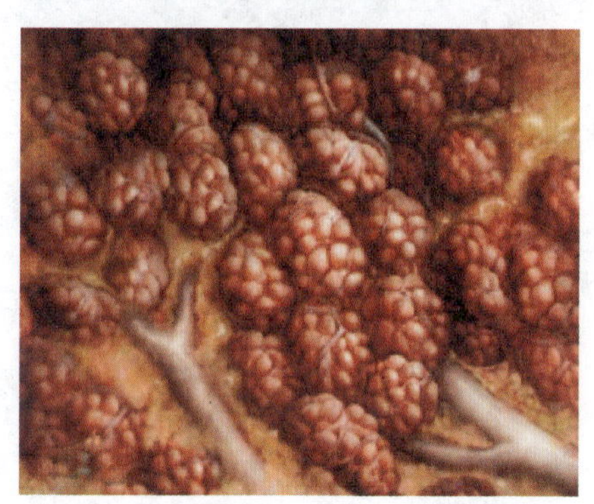

图 2–3　乳腺小叶

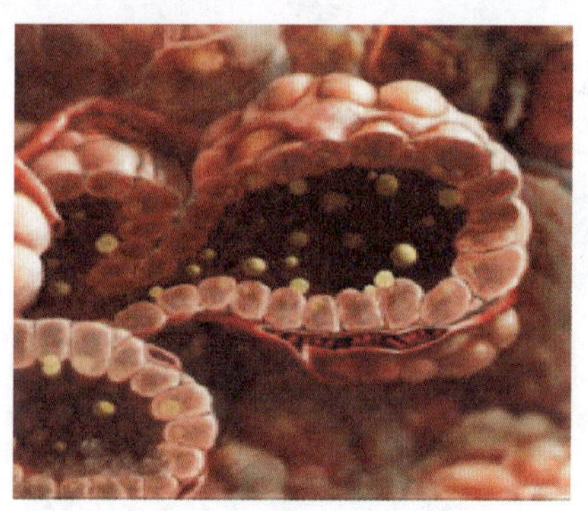

图 2–4　乳腺腺泡

腺泡与乳腺管相连，乳腺管又称输乳管、乳腺导管，位于胸部的皮下组织中，是乳房的主要构成组织之一，也是乳汁的排出通道，其末端变细，汇集于乳晕位置，开口于乳头。

2. 脂肪和肌肉

脂肪组织呈囊状包裹于乳腺周围，形成一个半球体，这层囊状的脂肪组织称为脂肪囊。脂肪囊的厚薄因年龄、发育等原因个体差异很大。脂肪组织的多少，是决定乳房大小的重要因素之一。脂肪包裹于腺体周围，有缓冲作用，使乳腺不易因受到外力撞击而出现损伤。

女性的乳房大小和胸大肌的发达程度及其囤积脂肪量也有一定的关系。

3. 血管、淋巴和神经

乳房内分布着丰富的血管、淋巴系统和神经，为乳腺提供营养，并维持新陈代谢作用。乳房内动脉向乳房提供了 60% 的血液，胸外侧动脉向乳房提供了 30% 的血液。

与乳房相关的淋巴，主要为腋窝淋巴结、锁骨上 / 下淋巴结、胸骨旁淋巴结等。最重要的是腋窝淋巴结，它们是乳腺癌淋巴转移的第一站（见图 2–5、图 2–6）。

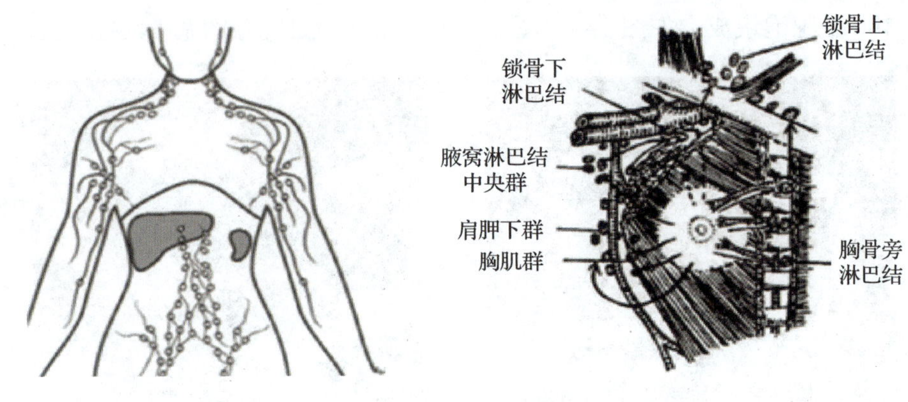

图 2–5　人体淋巴组织　　图 2–6　乳腺淋巴组织

乳房受交感神经支配，神经纤维随血管走行，广泛分布于乳头、乳晕和乳腺组织。当乳头受到刺激，腺体出现泌乳反射时，有些哺乳期女性能感觉到胸前发紧或是酥麻。

4. 纤维组织

纤维组织有支撑乳房位于正常位置的重要作用，使乳房固定于胸前且有一定的活动度。穿梭于乳腺小叶间的纤维组织束，称为库珀韧带。患乳腺癌时，该韧带会被侵犯，使韧带收缩，失去弹性。相应的局部皮肤凹陷，呈橘皮状，形成特有的“酒窝征”。

二、乳房的生理功能

人类女性乳房和其他哺乳动物的乳房一样，其首要功能是哺乳，养育后代。因此，对婴儿来说，乳房是母性的象征。但由于乳房受着多种性激素直接或间接的刺激以及神经的支配，其功能不只局限于哺乳，还有其他多种功能。

从医学角度讲，乳房的生理功能主要有以下几方面：

1. 哺乳

哺乳是乳房最基本的生理功能。乳房是哺乳动物所特有的哺育后代的器官，乳腺的发育、成熟，均是为哺乳活动做准备。在产后大量激素的作用及婴儿的吸吮刺激下，乳房开始有规律地产生乳汁并排出，供婴儿成长发育所需。

2. 第二性征

乳房是女性第二性征的重要标志。一般来讲，乳房在月经初潮之前 2~3 年即已开始发育，也就是说在 10 岁左右就已经开始生长，是最早出现的第二性征，是女孩青春期开始的标志。拥有一对丰满、对称且外形漂亮的乳房是女子健美的标志。每一位女性都希望能够拥有完整而漂亮的乳房，以展示自己女性的魅力。不少女性因为对自己乳房不满意而寻求整形手术，还有女性由于乳腺癌手术切除掉患侧乳房而佩戴假体。可以说，乳房是女性形体美的一个重要组成部分。

3. 参与性活动

在性活动中，乳房是女性除生殖器以外最敏感的器官。在触摸、爱抚、亲吻等性刺激时，乳房的反应可表现为：乳头勃起，乳房表面静脉充血，乳房胀满、增大等。随着性刺激的加大，这种反应也会加强，至性高潮来临时，这些变化达到顶点，消退期则逐渐恢复正常。因此，可以说乳房在整个性活动中占有重要地位。

第三节　乳房泌乳生理知识

乳房泌乳从成长、功能分化到退化，共经历了泌乳Ⅰ期、泌乳Ⅱ期、泌乳Ⅲ期、退化期四个不同阶段。

一、泌乳Ⅰ期

泌乳Ⅰ期是从孕期16周开始，到产后48小时左右。受孕激素、泌乳素、胎盘催乳素、甲状腺素等多种激素影响，从怀孕16周起，乳房就开始分泌乳汁。在这期间分泌的乳汁称为初乳。在产后半小时内，即可以开始“三早”，即早接触、早吸吮、早开奶。此时少量且珍贵的初乳足够满足婴儿所需。频繁地哺乳，可以帮助婴儿更好地适应宫外生活，预防新生儿低血糖等情况发生。

二、泌乳Ⅱ期

泌乳Ⅰ期和泌乳Ⅱ期是由产妇的内分泌决定的。

泌乳Ⅱ期的触发因素是胎盘的娩出、孕激素大幅下降。从产后30~72小时开始，至产后8天左右，乳汁分泌开始增加，进入泌乳Ⅱ期。

对于绝大多数足月分娩的产妇而言，触发泌乳Ⅱ期之后，即产后2~3天，乳房就有充盈胀满的“下奶”感觉了，会出现“生理性胀奶”，这表明泌乳Ⅱ期的正常到来。

在“生理性胀奶”时，可以用包菜叶或冷毛巾冷敷，以减轻乳房的胀痛感。如果同时伴有乳晕水肿的情况，可以让哺乳母亲躺平，用食指、中指轻柔地在乳晕处往下按压，将潴留在乳晕下的水分向后压。反复几次，待乳晕软一些，婴儿更容易含接时，再有效哺乳。注意一定不要用滚烫的毛巾热敷，这样将加重胀奶与胀痛的情况。

很多人所说的产后前两三天没有奶，其实说的是还没有下奶（大量乳汁产生），意思就是泌乳Ⅱ期还没有被感觉到。此时只需按照婴儿的需求哺乳，每天至少给婴儿哺乳 8~12 次。绝大部分母亲都有充足的乳汁满足婴儿的生长发育所需。而且在泌乳Ⅱ期到来之前，就开始频繁地母乳喂养，将会使催乳素受体增多，乳汁分泌将更加活跃，奶量也将更加充沛。

另外，让婴儿自己正确含乳并且按照每天喂养 8~12 次或者更高的哺乳频率，通常会很平稳地度过泌乳Ⅱ期的下奶阶段。只是乳房稍稍感觉硬一点，触摸上去不超过鼻尖的硬度，乳汁很容易被婴儿吸出来。

如果在泌乳Ⅱ期到来之前没有给婴儿频繁哺乳，乳汁吸 / 挤出就非常困难。所以，对于母婴分离的母亲，一定要在产后最初就开始用手挤出初乳。2~3 小时挤一次，一般建议每侧不超过 15~20 分钟。不建议用吸奶器吸，因为最初几天初乳量少，初乳很容易就“消失”在吸奶器里。

不哺乳的产后女性，催乳素水平下降需要 2 周左右。打算人工喂养的母亲，也将经历胀奶的阶段。

应注意的是，一些孕产状况和健康因素会使泌乳Ⅱ期延迟或失败。如肥胖、乳腺发育不全、多囊卵巢综合征、不孕症和甲状腺功能紊乱、艰难的分娩、产后大出血、胎盘残留等因素，都可能影响泌乳Ⅱ期的正常启动。

三、泌乳Ⅲ期

泌乳Ⅲ期是乳汁分泌的成熟阶段。乳汁的产生和供应，从内分泌控制转变为自分泌控制，目前泌乳Ⅲ期大多被定义为出生后第 9 天开始，至退化期。

当婴儿吮吸（或使用吸奶器）轻柔地挤压刺激乳头时，这种感觉通过神经传达至大脑，引起垂体分泌催乳素和催产素。催乳素制造乳汁，催产素收缩腺泡表面的肌上皮细胞，将腺泡中的乳汁压向乳腺导管，乳汁就像喷泉一样喷出，这就叫喷乳反射，俗称“奶阵”。因为催产素呈脉冲式减弱，在一次哺乳中，喷乳反射也将出现渐进减弱。

催乳素、催产素的持续释放，与腺泡表面肌上皮细胞的收缩与迅速回复，不断产生新鲜的乳汁。

乳汁中有一种特殊的活性乳清蛋白，是乳汁反馈抑制素，它调节乳汁合成的速度。当腺泡充盈时，乳汁分泌将会减慢。从理论上讲，频繁和充分的乳汁排空，可以产生更多的乳汁。

四、退化期

停止母乳喂养后大约 40 天，乳腺将进入退化期，分泌上皮细胞开始凋亡。

退化期的具体表现取决于哺乳的时长和断奶的方式。

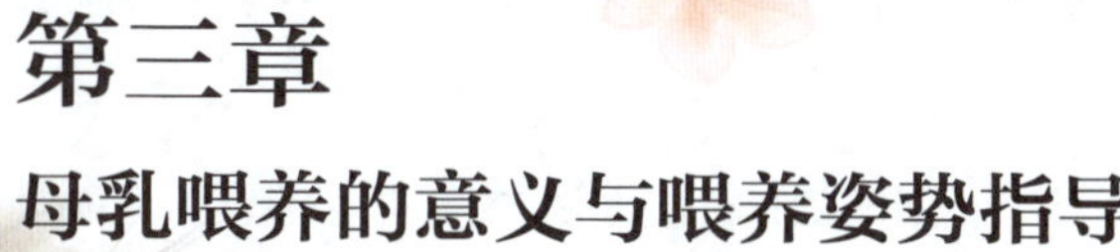

第三章

母乳喂养的意义与喂养姿势指导

第一节　优先采用母乳喂养

世界卫生组织和联合国儿童基金会提出了促进母乳喂养的建议：①产后即刻开始母乳喂养；②生命最初6个月进行纯母乳喂养；③在婴儿6个月龄时添加充足营养和安全的补充食品，同时持续母乳喂养至2岁以上。母乳是婴儿包括早产儿、低体重儿最适宜的营养来源和免疫保护源泉，母乳喂养是人类最传统、最理想的喂养方式，对早产儿、低体重儿也是重要的生命支持措施。

一、母乳的营养价值

母乳不仅给婴儿提供必需营养，同时具有相当好的生物活性。大量研究表明，母乳中的营养素在数量、比例及生物活性等方面均适合于婴儿生理发育及生长需要，对维持新生儿健康起着十分重要的作用。人类母亲的乳汁具有物质特异性和专一性，是独特的、成分非常复杂的营养液体，可达到最有效率的消化吸收、最佳的生物利用率，是最完美的婴儿营养来源。

1. 母乳中含有易于婴儿消化吸收的脂肪、蛋白质、乳糖、维生素和矿物质等营养成分，堪称为宝宝量身定做的食物。

2. 母乳中含有丰富的免疫球蛋白 IgG、IgA、IgM 和大量的活性细胞，包括巨噬细胞、中性粒细胞和淋巴细胞等多种抗感染物质、细胞因子、益生菌等，母乳中上述免疫物质可增强婴儿对消化道和呼吸道感染的抵抗力，且不易引起过敏。

3. 母乳中含激素和生长调节因子，如缩宫素、催乳素、肾上腺素、类固醇和前列腺素、促性腺激素释放激素、生长激素释放因子等，可维持、调节和促进婴儿各器官的生长发育与成熟。

总之，人类乳汁含有的脂肪和蛋白质低于其他物种，乳糖含量高，这与人类具有最高的认知水平相关。母乳喂养是婴儿出生后包括早产儿唯一适宜的营养来源，母乳成分是其他任何替代品都不能取代的。乳汁如血液般重要，具有足以保证后代在各种环境中生存的特性。人乳与动物乳汁、配方奶的比较见表 3–1。

表 3–1　人乳与动物乳汁、配方奶的比较

	人乳	动物乳汁	配方奶
细菌污染	无污染	可能污染	配制时可能污染
抗感染因子	有	无	无
生长因子	有	无	无
蛋白质	乳清蛋白和酪蛋白比例适宜，易于消化	乳清蛋白和酪蛋白比例不适宜，婴儿难消化	部分适量
脂肪	含有足够的必需脂肪酸，且含有脂肪酶，易于消化	缺乏必需脂肪酸，无脂肪酶	缺乏必需脂肪酸，无脂肪酶
乳糖	高	低	无
铁	少量、易吸收	少量、不能很好吸收	添加，不能很好吸收
维生素	足够的维生素 A、C	不足	添加了维生素
水分	足够	需要补充	可能需要补充

二、母乳喂养的优点

母乳营养齐全，能完全满足 6 月龄以内婴儿正常生长发育需要，初乳含丰富的免疫物质和营养素，与婴儿消化功能相适应，营养最全面，是婴儿的最佳食品。母乳喂养具有以下优点：

（一）对婴儿

1. 母乳含有最天然的营养成分，并随婴儿月龄增加而变化，以适应婴儿的需求。

2. 促进婴儿脑细胞和智力的发育，母乳喂养的孩子智商、情商高。

3. 母乳喂养的婴儿身体健康。母乳（尤其初乳）中含有丰富的免疫保护因子，保护婴儿免受感染、腹泻、中耳炎等疾病侵袭；母乳喂养可提高婴儿的免疫力，减少感染性疾病，并预防过敏性疾病，如哮喘、湿疹。

4. 母乳喂养的婴儿可减少成年患慢性病的风险，如减少患心血管病、高血压的概率，还可以预防肥胖。

5. 吸吮运动对婴儿语言能力的发展有促进作用。

6. 母乳喂养是强化母婴情感的纽带，可促进母子感情的加深。

（二）对母亲

1. 产后应尽快用母乳喂养新生儿。新生儿对乳房不断吸吮，促进缩宫素的分泌而引起子宫收缩，减少产妇产后出血的风险。

2. 勤吸母乳可避免乳房肿胀和乳腺炎的发生，还可以降低产妇日后患乳腺癌和卵巢癌的风险。

3. 母乳喂养有效地消耗卡路里，有利于产妇体重的恢复，帮助产妇尽快恢复体型，并推迟更年期的到来。

4. 母乳喂养的母亲更自信，且对母亲与孩子一生的交流起到重要的作用。

（三）对家庭

1. 减少支出、降低浪费，并有利于环保。

2. 母乳喂养可以做到随时供应，省时省力，经济方便，减少污染。

3. 母乳喂养的婴儿更健康，减少事假病假，父母有更充沛的精力应付紧张的工作。

（四）对社会

1. 母乳喂养的孩子身体素质好，有利于促进人口素质的提高。

2. 母乳喂养的母亲对婴儿慈爱，有助于孩子智力、社交能力的发育，有助于家庭和睦、社会安定。

3. 母乳喂养有利于环保。

三、促使母乳喂养成功的基本原则

1. 实行早接触、早吸吮、早开奶

正常分娩、母婴健康情况良好时，母亲产后即刻开始母乳喂养，做到尽早喂奶。

2. 按需哺乳

鼓励按需哺乳，不受时间和次数的限制。当新生儿有吃奶要求或母亲感到乳房充满时，即给予喂奶，满足新生儿生理要求。哺乳间隔时间由新生儿和母亲的感觉决定。

3. 母婴同室

凡无母乳喂养禁忌证的母亲及无特殊医疗处理的新生儿，应在产房观察2小时后一同送入爱婴区，实行母婴同室，让母亲与婴儿一天24小时在一起。

4. 勤吸多喂

勤吸吮（包括夜间）才能保证有足够的奶量。纯母乳喂养的婴儿，除母乳外不添加任何食品（包括喂水），婴儿饿了就喂。

5. 哺乳姿势正确

正确的哺乳姿势可减少乳头损伤，建立有效、成功的母乳喂养方式。

6. 树立信心、社会支持

了解母乳是婴儿最佳的天然食品，绝大多数的母亲都能够成功地实现母乳喂养，使婴儿健康成长。哺乳母亲愉快、舒畅的心情和充足的营养与睡眠，以及来自家庭和社会的鼓励与支持，对乳汁分泌有重要的积极意义。

7. 不用代乳品

禁止使用橡皮奶头、奶瓶或使用橡皮奶头作安慰物。不用奶瓶和奶嘴喂糖水和配方奶，以免造成婴儿的乳头错觉，减少了婴儿吸吮母乳的要求，不利于母乳分泌和泌乳反射的建立。

第二节　母乳喂养基本方法

一、母乳喂养基本流程和方法

（一）哺乳前准备

1. 哺乳时机

最佳的哺乳时机是婴儿的安静警觉期，这是理想的状态。除此之外，任何时候，只要婴儿传递出吃奶的信号，都鼓励母亲按需哺乳。

2. 哺乳信号

起初，婴儿可能会左右转头，摆动双手，开始将手凑到嘴边试图吮吸，或吮吸任何嘴边的东西。如果忽视了早期婴儿吃奶的行为暗示，婴儿会开始焦躁，最终变得大喊大闹。吵闹哭泣的婴儿会让哺乳陷入混乱中。应先安抚好婴儿情绪。只有在婴儿平静后，才能很好地衔乳。

3. 哺乳准备

（1）母亲取一个舒适的位置，身体有良好支撑，在哺乳过程中能承托婴儿的重量而不会造成疲惫。婴儿主导的含乳是最理想的方式，而不是由母亲直接将乳头塞进婴儿嘴里。坐姿哺乳时，母亲需托住婴儿后颈位置，但要注意，避免在婴儿的头部枕后施压，不要强迫婴儿去乳房上吃奶。因为这个动作会引起婴儿远离乳房。

（2）婴儿面向母亲的身体，耳朵、肩膀、臀部在一条直线上。婴儿应与母亲胸贴胸、腹贴腹，贴紧母亲的身体，并被很好地支撑。

（二）衔乳含乳

好的含乳姿势可以解决很多乳房问题，例如乳头疼痛、皲裂和乳房肿胀。

1. 衔乳准备

（1）使婴儿的鼻尖对着乳头位置。母亲可以轻轻地上下移动乳房，用乳头轻触婴儿嘴唇引起其觅食反射。婴儿在被刺激上唇后，会张大嘴巴。要注意，母亲的手指要远离婴儿的嘴，触摸婴儿的口腔或下巴会导致婴儿紧咬嘴唇。也不要试图用食指撬开婴儿嘴巴。

（2）等待婴儿将嘴巴张开。母亲可以给婴儿语言和视觉提示，例如向婴儿说“张开”，同时母亲张开自己的嘴给婴儿示范，这种方式可以协助婴儿衔乳。

（3）婴儿起初会微微张开嘴巴，把头微微后仰，然后张大嘴靠向乳房。母亲同时将婴儿靠拢乳房。

2. 含乳检查

（1）检查下巴，确保婴儿下巴贴紧乳房。在吞咽时，下颌关节有大幅度的活动（同时可以看到颞部轻微运动）。

（2）检查鼻子。下巴贴紧乳房时，母亲应该能够看到婴儿的鼻子顶端。如果不能看到婴儿的鼻子，应该调整婴儿的体位，而不是按压乳房来保持婴儿的呼吸畅通。按压乳房可能改变婴儿含乳的深度或位置，可能引起乳头疼痛。

（3）检查嘴唇。正确含乳吃奶时，婴儿的上下嘴唇应该是向外翻。

二、常用的 7 种母乳喂养姿势与操作要点

正确的哺乳姿势能够使母乳有效移出，减少乳头创伤，延长母乳喂养持续时间。判断哺乳姿势正确与否的标准就是让哺乳母亲感到舒服，且婴儿可以有效衔乳。没有唯一正确的母乳喂养姿势，各种哺乳姿势均可以随时变换，哺乳母亲可以选择最适合自己和婴儿的姿势。

1. 半躺式哺乳姿势

半躺式哺乳姿势为母亲半坐于床上，腰部要有充分支撑。婴儿趴在母亲胸前，头位于胸部正中位置，由婴儿通过寻乳反射自由选择吮吸哪一侧乳房。母亲的双臂自然下垂，贴于身体，双手合掌托住婴儿的臀部，如图 3–1 所示。母亲手肘下方要有枕头或垫子支撑。半躺式哺乳姿势适用于任何场景、任何月龄的婴儿，以及乳房正下方位置乳汁出现淤积时。

2. 侧躺式哺乳姿势

侧躺式哺乳姿势为母亲侧躺于床上，身体呈一条直线。下方靠近床面的腿伸直，上面的腿弯曲，膝盖下方有垫子支撑。婴儿面向母亲，身体呈一条直线，与母亲胸贴胸、腹贴腹，鼻尖正对着乳头。母亲的手托婴儿臀部，并支撑腰骶部位，切勿顶住婴儿的头颈及后脑勺，如图 3–2 所示。侧躺式哺乳姿势适用于顺产母亲，剖宫产母亲在伤口恢复后可以使用。

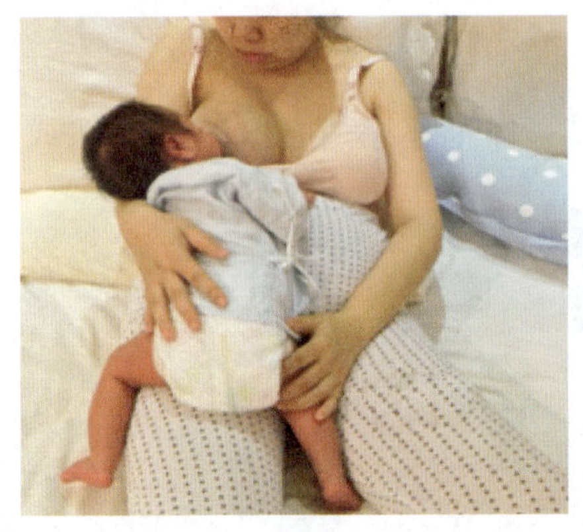

图 3–1　半躺式哺乳姿势

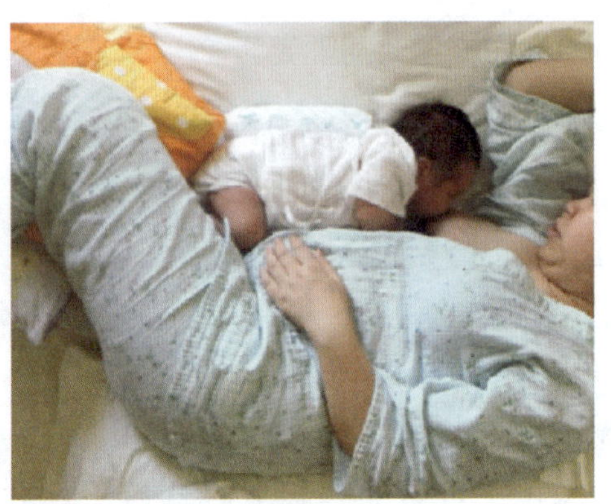

图 3–2　侧躺式哺乳姿势

3. 交叉摇篮式哺乳姿势

交叉摇篮式哺乳姿势是母亲用哺乳的同侧手掌支撑着乳房，用对侧手臂支撑婴儿的身体，手掌托着婴儿的后颈，如图 3–3 所示。避免在婴儿后脑勺施压，否则会让其推开乳房。可以将垫子或哺乳枕放在婴儿身体下方以辅助支撑。交叉摇篮式哺乳姿势适用于新生儿（尤其是早产婴儿）和乳房较大的母亲。

4. 摇篮式哺乳姿势

摇篮式哺乳姿势是让婴儿的头枕在母亲的手中，母亲以前臂支撑婴儿的身体，让婴儿的肚子紧贴着母亲的胸腹，如图 3–4 所示。婴儿身体下方的一只手，经由母亲腋下绕到母亲背后，另一只手放在母亲的胸前。摇篮式哺乳姿势适用于较大体重的新生儿和 2 月龄后的婴幼儿。

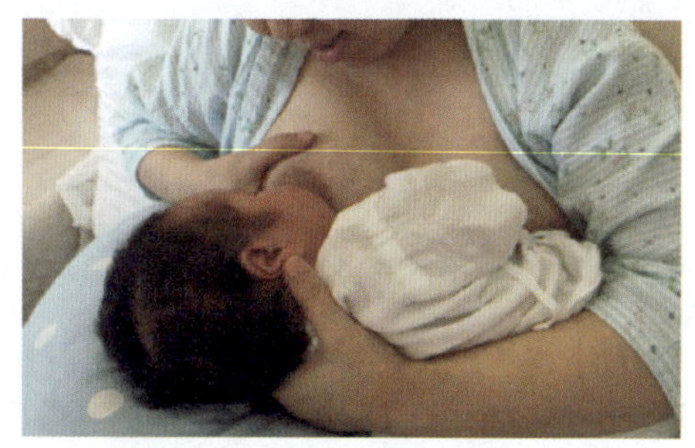

图 3–3　交叉摇篮式哺乳姿势

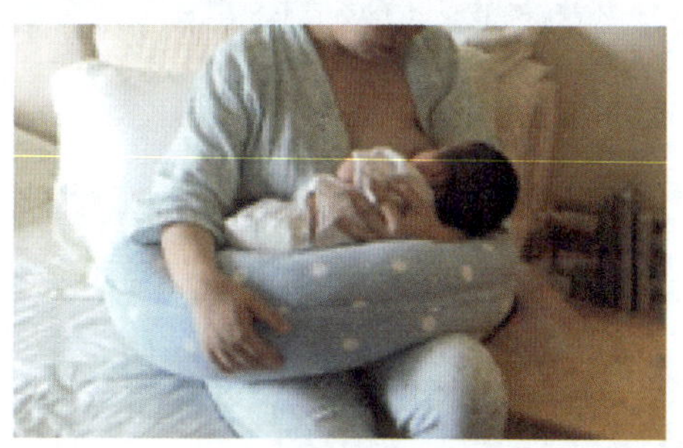

图 3–4　摇篮式哺乳姿势

5. 橄榄球式哺乳姿势

橄榄球式哺乳姿势因为像抱着橄榄球一样而得名。协助母亲用枕头或者垫子把婴儿的身体垫高，使其靠近乳房。母亲用手掌及腕部托住婴儿的颈部，以整个手臂支撑婴儿身体，以手臂轻轻地将婴儿靠拢于腋下，如图 3–5 所示，婴儿的脚位于母亲的腰际或者背后。切勿在婴儿后脑勺施压。橄榄球式哺乳姿势适用于双胞胎，以及腋下位置乳汁出现淤积时。

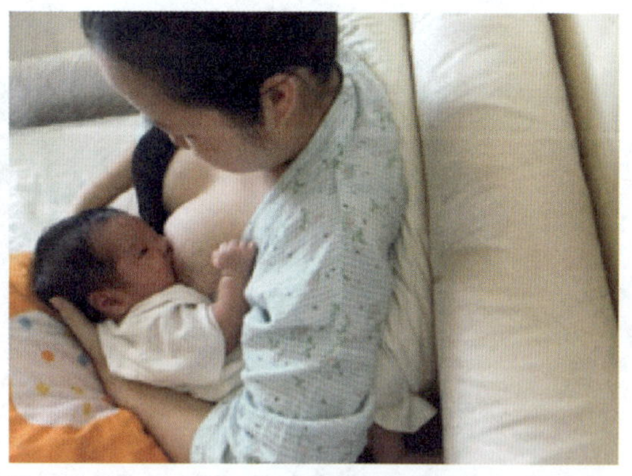

图 3–5　橄榄球式哺乳姿势

6. 69 式哺乳姿势

69 式哺乳姿势是指婴儿整个身体和母亲是反向的，即婴儿的头对着母亲脚的方向。平时大多使用的是侧躺 69 式。婴儿姿势和母亲姿势与侧躺式相同，只是头尾位置调转，如图 3–6 所示。69 式哺乳姿势非常适用于乳房正上方位置乳汁出现淤积时。

7. 平躺式哺乳姿势

平躺式哺乳姿势为母亲完全平躺于床上，婴儿趴在母亲胸前，头位于胸部正中位置，由婴儿通过寻乳反射自由选择吮吸哪一侧乳房。母亲的双臂贴于身体，双手合掌托住婴儿的臀部，如图 3-7 所示。母亲手肘下方有枕头或垫子支撑。平躺式哺乳姿势适用于剖宫产后或者身体虚弱无法坐起的母亲。

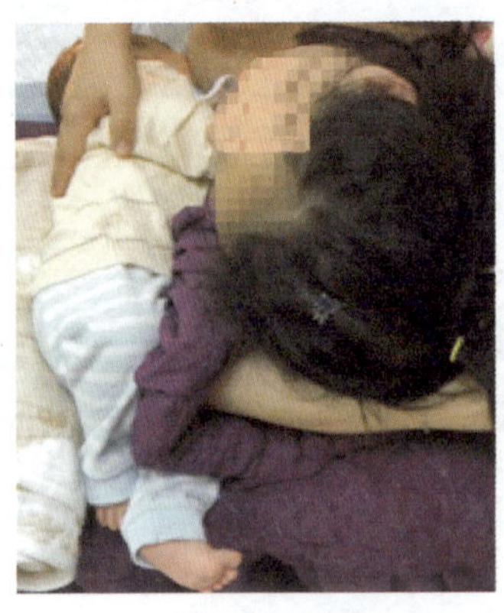

图 3-6 69 式哺乳姿势

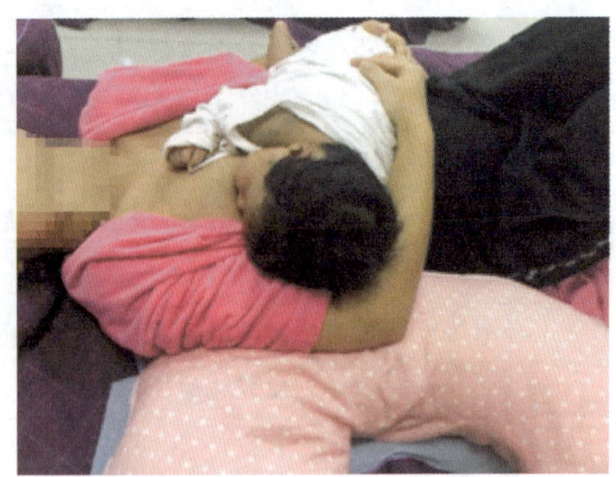

图 3-7 平躺式哺乳姿势

链接：母乳喂养观察评估表

在《台湾母乳哺育教材手册》中，制定了一份关于母乳喂养的观察评估表，即 b-r-e-a-s-t feeding 母乳喂养评估表，它将评估内容划分为 6 个部分：b ——身体姿势，r ——反应，e ——情感交流，a ——剖析，s ——含乳，t ——吃奶时间，每一项的首字母拼成 breast，这个表可以帮助评估母乳喂养的顺利程度（见表 3-2）。

表 3-2 b-r-e-a-s-t feeding 母乳喂养评估表

正常的表现	困难的表现
Body position 身体姿势	
母亲放松而舒服	母亲肩膀僵硬，倾向婴儿
婴儿身体紧贴母亲，脸朝向乳房	婴儿身体离开母亲
婴儿头部及身体呈一条直线，与母亲胸贴胸、腹贴腹	婴儿头部扭转
婴儿下巴贴着乳房	婴儿下巴没有贴着乳房
婴儿臀部受到支撑	只托住了婴儿的头和肩膀

续表

正常的表现	困难的表现
Responses　反应	
婴儿饥饿时，会朝向乳房	对乳房无反应
婴儿会寻找乳房	看不到寻乳反射
婴儿舌头探索乳房	对乳房无兴趣
婴儿接触乳房时平静而清醒	婴儿哭闹或烦躁
婴儿持续含住乳房	婴儿时常松开乳房
有喷乳反射表现（漏奶，子宫收缩痛）	无喷乳反射表现
Emotion bonding　情感交流	
母亲情绪稳定，有自信地搂抱	母亲神经质地或无力地搂抱
母亲给予婴儿面对面的眼神注视	没有母子眼神接触
母亲给予婴儿较多抚摩	母亲摇晃或有伤害婴儿倾向
Anatomy　剖析	
喂奶后乳房变软	乳房肿胀
乳头突出、有弹性	乳头平或凹陷
皮肤看起来很健康	皮肤有发红或褶皱
喂奶时乳房浑圆	乳房看起来被拉扯的样子
Suckling　含乳	
婴儿嘴巴张大	婴儿嘴巴张得不够大，嘴巴噘起
婴儿下唇外翻	婴儿下唇内翻
婴儿舌头裹住乳房	看不到婴儿舌头
婴儿脸颊圆鼓	婴儿两颊凹陷
婴儿嘴巴上方露乳晕比较多	婴儿嘴巴下方露乳晕较多
慢而深的吮吸，间隔一阵后再次出现	只有快速的吮吸
可看到吞咽表现或听到吞咽声	吸奶可听到“吧嗒”声音
Time spend suckling　吃奶时间	
婴儿自己松开乳房	母亲将婴儿撤离乳房
婴儿吃奶时间正常	婴儿吃奶几分钟或大于 1 小时

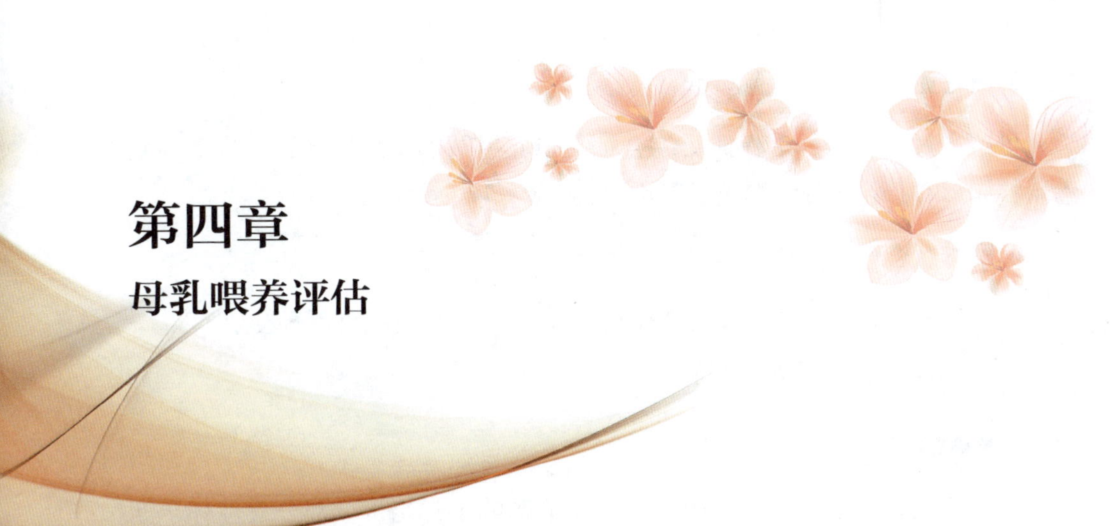

第四章
母乳喂养评估

当哺乳期母亲出现乳汁不足、乳汁过多、乳房肿块、乳汁淤积等状况时，需要对母婴进行全面、客观、系统的评估，才能对母亲乳房及婴儿喂养状况给予客观的诊断及解决方案。

第一节　哺乳母亲的评估

一、一般状况

1. 年龄

哺乳母亲年龄较大，可能使母乳喂养变得艰难。

2. 营养状况

哺乳母亲如摄入过多高脂高蛋白的浓汤，容易导致乳汁移出不畅，产生乳汁淤积、奶量不足等状况。

3. 既往史

母亲有过度肥胖、多囊卵巢综合征、甲亢甲减等内分泌问题，将受到激素的整体影响，乳汁分泌抑或受影响。

4. 精神状态

哺乳母亲压力较大、工作强度较高等因素，将可能使乳汁分泌减少。

二、孕产史

1. 孕期情况

哺乳母亲既往多次人流、引产，或可能影响正常奶量。部分女性怀孕期间患妊娠性糖尿病，其胰岛素水平异常，或将影响泌乳Ⅱ期的正常到来。

2. 分娩情况

哺乳母亲有剖宫产、难产、胎盘残留等情况，会因为激素水平原因导致乳汁不足等状况产生。

三、乳房状况

在评估乳房状况前，需先说明检查的原因，在征得哺乳母亲的同意后，洗手检察乳房，并注意保护隐私。

（一）看

1. 整体——乳房及副乳的情况，两侧乳房的形状、大小是否对称，有没有局限性隆起，皮肤有没有红肿，浅表静脉有没有扩张，有无伤口及手术疤痕。

2. 乳房的大小——是否一样大小。

3. 乳房的形状——可能会影响母乳喂养的信心。

4. 乳头和乳晕的形状和大小——或将影响婴儿含乳。

5. 乳头及基底部——是否有皲裂或者白点，是否有红肿或感染。

6. 是否漏奶——可以侧面评估喷乳反射状况。

（二）摸

1. 触摸顺序

在经过母亲同意后，搓暖双手，使用指腹轻轻触摸乳房体各个部位。从外上象限—外下象限—内下象限—内上象限，检查乳头及乳晕组织，最后至腋下观察淋巴结及副乳情况。检查时不可用手指抓捏乳腺组织，否则会把抓捏的乳腺组织误认为硬结。检查时要先检查健侧后检查患侧，最后至腋下观察淋巴结、副乳等情况。

2. 触摸内容

（1）整体。柔软、饱满或是肿胀。

（2）肿块。是否有局部肿块，仔细评估肿块大小、活动度、波动感、粘连情况等。

（三）问

在触摸过程中，注意观察哺乳母亲的面部表情，并不断询问其主观感受。如果乳房体内有明显的肿块，需要结合B超辅助诊断。

第二节 婴儿的评估

一、健康状况

婴儿的体重增长、黄疸、大小便次数、精神状态等因素，是母乳喂养是否顺利的决定性指标。

（一）体重

需要仔细询问婴儿的出生体重和目前体重。

新生儿出生1~2周，将出现生理性体重下降，一般不超过10%。1~2周后又回到出生体重，随即开始每周增长约 300 克，满月体重增加 600~1 500 克。

（二）黄疸

本书将在第六章第一节“新生儿黄疸”部分详细介绍新生儿黄疸及其母乳喂养知识。

（三）大小便

在母乳喂养充足的情况下，新生儿出生后前 4 天，大小便次数与天龄相当，第五天至满月前后，每天有 6~8 次小便、3~4 次大便，每次大便最少一元硬币大小。满月前后至 6 个月纯母乳喂养阶段，一些婴儿将会出现“攒肚”现象，几天甚至十几天才大便一次。一旦排便，依然是稀糊不成形的。也有部分婴儿不会出现“攒肚”现象。

1. 大便

新生儿的第一次大便是黑色沥青状的胎便，在出生几天后，大便的颜色会变浅成棕绿色，直到黄色或绿色。母乳喂养状况良好的婴儿，大便次数频繁，有些甚至每吃一次奶都要大便一次。如果出生第四天之后，每天大便次数小于 3~4 次，则存在摄入不足的风险。如果新生儿大便次数很少，且在出生第七天时，大便颜色仍没有变成黄色，需及时就医。

2. 小便

新生儿出生后前 4 天，小便次数与天龄相当，第五天至 6 个月纯母乳喂养阶段，在母乳喂养充足的情况下，婴儿每天将有 6~8 次小便。如果婴儿摄入水分不足，小便将呈砖粉色“尿结晶”状态，需要及时加强喂养。

（四）精神状态

良好的母乳喂养下，婴儿在每次哺乳获得充足的乳汁后，面色红润，表情满足，精神状态良好，也能够通过适当的安抚安静入睡。如果出现经常哭闹或者嗜睡，意味着喂养可能出现不顺利。

二、口腔情况

吮吸表现和宝宝的口腔条件有很大关系。需要观察其口腔与颌面结构，尤其是舌系带评估至关重要。

（一）舌系带的评估与意义

舌系带是连接舌体和口底的黏膜，如图 4–1 所示。当舌系带过短、过紧，位置过于靠前，就会限制舌体活动的正常范围。舌系带过短，有些专业人员称之为“结舌”，它可能单纯发生，也可能与一系列的畸形综合征相关。舌系带短常呈现家族性。男婴更为常见，与女婴的出现比例为 3 ∶ 1。

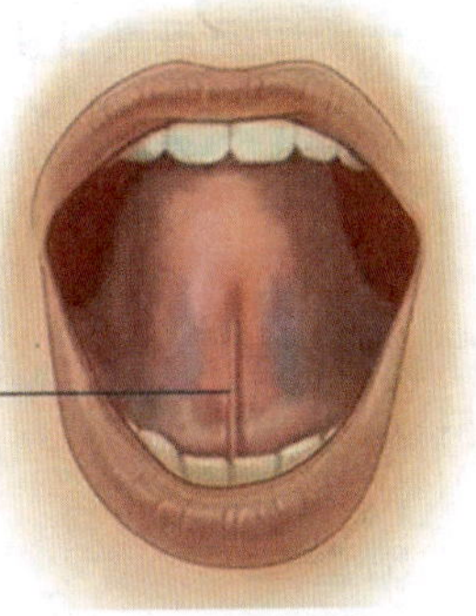

图 4–1　舌系带

1. 看

目前医学上对舌系带短（结舌）的程度描述尚无一致规定。有两种方法可做参考：

（1）舌头抬起高度：评估舌尖距门牙的距离。理想的状态是直接接触到上颌牙龈，抬起高度为 20~25 毫米，甚至更高。舌系带短的婴幼儿可能只有 15 毫米或者更低。

（2）舌系带附着位置：评估舌尖距舌系带附着处的距离，大于 16 毫米为正常，小于该距离，则为舌系带过短，并呈现不同程度。

一级：轻度（12~16 毫米）；

二级：中度（8~11 毫米）；

三级：重度（3~7 毫米）；

四级：完全（小于 3 毫米）。

因为无法使用超声影像或其他工具，所以采用肉眼观察、指检评估识别舌系带短的意义非常重要。

舌系带过短（结舌），根据特征可以分为前部和后部。前部结舌可以明显地看到舌系带过短。当舌体伸出或抬起时，可以看到舌尖被牵拉成心形或出现扭曲。后部结舌，可能在识别方面相对较难。肉眼观察不明显，但手指触诊的时候，在舌体底部能触到一根短而厚的纤维状条索，它限制了舌头抬起时的活动度。

舌系带对个体的影响程度不同，它带来的问题也常常被低估。舌头活动受限可能导致新生儿含乳不佳，乳汁移出受阻，哺喂时间延长，婴儿体重增长不佳，以及母亲乳头疼痛等一系列状况。

2. 听

一些舌系带过短的婴儿在吃奶时，会经常出现嘴巴从乳房滑落的现象，可能会弄痛母亲，也会让婴儿产生挫败感。有些婴儿则会在吃奶时发出“咔嗒”的弹舌音。

3. 查

检查婴儿的吸吮情况。

在对婴儿进行口腔检查时，须戴上无菌手套，用食指轻触婴儿上唇，触发吸吮反射。指腹朝上，随着婴儿吮吸，进入婴儿口内，了解吸吮力度，可以侧面验证舌系带是否存在结舌情况。也可以通过哺乳母亲的感受，了解吸吮力度。正常吸吮时，母亲的乳头会有轻微被吸入的感受。

（二）舌系带的处理

当出现以下情况时，建议尽早就医，进行舌系带手术：喂养困难（包括奶瓶喂养）、非常态吞咽、张大嘴时舌尖难以抬起、舌体形态扭曲、凹状（心形）舌尖等。

但是目前在婴儿时期进行舌系带延长术仍未普及。

第三节　母乳喂养的评估

对母乳喂养状态进行评估时，需要了解以下几方面的情况。

一、喂养次数

新生儿需要频繁哺乳，每 2~3 小时一次，即每天 8~12 次或以上。有效的、频繁的喂养是母乳充足的必要条件。如果没有达到喂养次数，可能会造成母乳喂养失败。

二、寻乳表现

观察婴儿是否有寻乳反应，头是否会转来转去，嘴张开，舌头伸向下前方。在含上乳头后，将快速地吮吸，以刺激喷乳反射的发生。

三、吮吸表现

吸吮常被分为两种模式：非营养性吸吮和营养性吸吮。

在婴儿吃奶时，吮吸表现可以反映哺乳有效性。在每次哺乳中，婴儿的营养性吸吮和非营养性吸吮交替出现。

吸吮行为最早可在妊娠 13 周的时候观察到。28 周后，可以观察到胎儿无规律的、随意的张口运动。32 周时，胎儿出现更强烈的吸吮行为。如在妊娠 34~35 周出生，有些早产儿可以维持有节奏的吸吮行为，使喂养相对不会困难，但也不能忽略早产儿因体力不足，更容易疲劳。

非营养性吸吮发育较早，在大约妊娠 37 周时发育成熟。婴儿吮吸安抚奶嘴、手指，或已排空的乳房都是非营养性吸吮。它的特点是频率较快，吸吮力轻和缺乏吞咽。

营养性吸吮仅仅发生在有乳汁咽入的情况下，而且营养性吸吮是更加有目的的行为，吸吮速度比非营养性吸吮慢。婴儿的呼吸速度会在营养性吸吮时增加，并且可以观察到轻轻地喘气。

如果婴儿在吃奶时发出“啧啧”的声音，预示可能含乳不当。“咕咚”的吞咽声，提示有大量的乳汁吸入，但也有可能会因为母亲奶水过多，婴儿一下子吸入太多奶水，出现呛奶，反而造成哺乳困难甚至拒乳。

四、哺乳时长

哺乳的时间并不重要，但是每一次哺乳时间过短，或者太长（连续吸吮超过一个小时以上），都提示存在问题。良好的母乳喂养时，婴儿吃完奶以后会轻松而满足，有些婴儿会自动松开乳房。如果婴儿在吮吸时，没有表现出大口吞咽，且不愿意松开乳房，则可能存在喂养问题。

第四节　家庭的评估

家庭评估是母乳喂养环节当中容易被忽视的一个因素。来自家庭的支持对母乳喂养能否顺利进行有着重要的意义。

如果整个家庭对母乳喂养的期望过高，将对哺乳母亲造成较大的心理压力，增加母乳喂养的难度。但是期望过低，则容易让母亲放弃母乳喂养。如果整个家庭，尤其是新生儿的父亲，对母乳喂养的态度是轻松的，且同时给予知识支持，那么母乳喂养的成功率将进一步提高。

关于母乳喂养的评估，母乳喂养指导人员和哺乳母亲可以在联合国儿童基金会网站上下载一份哺乳检查清单，其中列出的相关事项可以帮助哺乳母亲评估和调整喂养状态，清单内容见表 4–1。

表 4–1　哺乳检查清单

以下情况说明母乳喂养良好	以下情况说明母乳喂养可能存在问题
24 小时喂养超过 8 次	婴儿嗜睡并且 24 小时喂养少于 6 次
每次喂养在 10~40 分钟之间	每次喂养少于 5 分钟或者大于 40 分钟
婴儿有正常的皮肤颜色	婴儿出现黄疸
婴儿自己完成含乳与吸吮	婴儿总是在哺乳时睡着
婴儿通常安静和放松，哺乳之后神情满足	婴儿含乳时频繁地从乳房脱落或者拒绝哺乳
婴儿大小便次数足	婴儿大小便次数不足
哺乳很舒服	乳房或者乳头疼痛，哺乳后乳头变形

续表

以下情况说明母乳喂养良好	以下情况说明母乳喂养可能存在问题
出生 3~4 天后可以感受到新生儿每次喂养时有频繁的吞咽声	出生 3~4 天后，喂养时完全不能感受到新生儿的吞咽声
—	哺乳母亲觉得需要给婴儿橡胶奶嘴
	哺乳母亲觉得需要给不足 6 个月大的婴儿添加配方奶

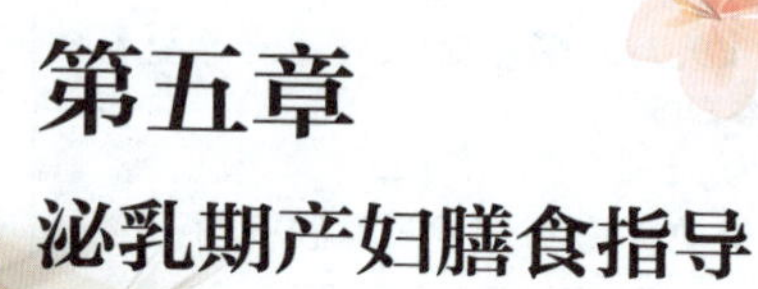

第五章 泌乳期产妇膳食指导

第一节　产妇膳食调理指引

一、产妇膳食营养调理的基本原则

乳汁分泌是一个非常复杂的神经内分泌调控过程。除精神方面因素影响乳汁分泌的质和量外，产妇的营养状况和饮食也是影响乳汁分泌的重要因素。产后6~8周是产妇身体恢复至孕前状态的关键时期，叫作产褥期，这也是哺乳期的头两个月。这个时间段内产妇的生理变化大，需要摄入充足的营养恢复体力和健康，并要分泌乳汁哺育婴儿，保证婴儿的生长发育。如果哺乳期摄入的营养素不足，乳汁分泌量就会下降。按照《中国居民膳食指南》中的产妇营养摄入标准，只有做到膳食品种多样、数量充足、营养价值高，才能保证婴儿与产妇都能获得足够的营养，以利泌乳。饮食会影响某些水溶性维生素和矿物质的浓度，所以产妇的膳食还要均衡。例如产妇严格素食（只摄入蔬菜、水果，拒绝一切蛋、肉、奶类），乳汁中可能会缺乏维生素 B_{12}，需要额外补充维生素 B_{12}。

一般情况下建议产妇分阶段并根据其个体情况来进行膳食营养调理。基本原则如下：

1. 提供足够的能量，确保乳汁的质和量。

2. 确保产妇摄入足量的优质蛋白质。母乳喂养是对婴儿最为理想的喂养方式，而蛋白质直接影响泌乳。

3. 要增加产妇对奶类等含钙丰富的食物摄入。《中国居民膳食营养素参考摄入量》建议，产妇膳食钙适宜摄入量为每日 1 200 毫克。

4. 摄入充足营养素。哺乳期间，优先考虑摄入的营养素包括维生素 A、维生素 B 族、铁、碘、锌等。

5. 产妇要多喝汤水，如鱼汤、鸡汤、肉汤，营养丰富，可促进乳汁分泌。

6. 产褥期食物不过量，以免加重消化系统和肾脏的负担，导致营养不均衡。

7. 确保产褥期蔬菜和水果的摄入，可增进食欲，增加肠蠕动，预防便秘，促进乳汁分泌。

在我国居民传统习惯中，红糖、鸡蛋、小米、芝麻、鸡汤、鱼汤、肉汤、木耳、花生、黄花菜等都是符合产妇膳食营养原则的食品。

二、产妇不同阶段膳食指引

1. 产后第一阶段

分娩后第一周，产妇身体非常虚弱，胃口也较差，膳食主要目的是补充体力、排出恶露、利尿消肿、催排乳汁、补脾益气、清热解毒、增强子宫收缩，促进组织修复。此阶段饮食应以易消化、清淡温热为主。

（1）第一天首选易消化、营养丰富的流质食物，可吃一些米汤、小米粥、菜粥、蛋汤、红糖水鸡蛋；第二天就可以吃软食和普通饭菜了，如煮烂的菜肉面、蔬菜等，口味以清淡为主。产后 2~3 天乳房才开始完全泌乳，此时不能急着喝下奶汤，可先吃些素炖补，如菌类一品煲。

（2）适量吃红糖。红糖是未经提纯的粗制糖，含铁量比白糖多一倍，含钙量比白糖多两倍，并含有胡萝卜素、维生素 B、烟酸及微量元素锰和锌等很多有益于产妇的重要营养素。红糖性温，具有祛风散寒、益气活血、健脾暖胃、缓解疼痛等作用；红糖所含的大量葡萄糖有利尿作用，可避免尿潴留。此外红糖还能帮助子宫收缩，促进恶露排出，并有止血作用，可治疗产后出血。需注意的是，红糖水虽好，也要讲究科学食用，产妇在两餐之间饮用适量红糖水，对身体复原很有好处。建议产后10天内每天饮用1~2次红糖水，此后偶尔喝1~2次即可。经常饮用反而会使恶露量增多，造成失血，并发胖。患糖尿病产妇慎用。

（3）剖宫产手术6小时以后宜服用促进排气的萝卜汤、陈皮排气汤等，增加肠蠕动，少喝容易胀气的牛奶、豆浆等。

（4）宜喝生化汤，帮助产妇排恶露。一般产后第三天可服生化汤，一天一次，连服7~10天。生化汤食材包括：当归40克、川芎30克、桃仁3克、烤老姜3克、蜜甘草3克、米酒1 050毫升。

2. 产后第二阶段

分娩后7~10天，大部分产妇的恶露已逐渐减少，颜色也变得越来越淡，分娩时的伤口也已经基本愈合，需要促进子宫、骨盆的收缩。这一阶段的膳食以保证营养的充分供给，调补气血、通乳，恢复体力、修复组织、调理脏器、增强肌体免疫力为主。

此阶段应注意补水，以鱼、虾、蛋、豆制品为主，还可多吃腰花、猪心、猪蹄、排骨、大枣、枸杞、山药、苹果等补血、补充维生素的食物，以更好地调理身体。

3. 产后第三阶段

产后第三周，产妇恶露基本排清，此时的膳食以补肾益气、养阴润肺、滋阴补血、催乳为主（见本章第二节），增加排骨、瘦肉类和含碘丰富的海产品，如海藻、紫菜等。

4. 产后第四阶段

产后第四周，需注意健体修身、美容养颜、活化人体机能，淡化妊娠纹和养颜润肤，以达到“健美恢复”的现代月子目标。膳食除了催乳之外，还要注意补钙、补铁，以免骨质疏松和贫血。粗粮细粮搭配，适量补充维生素E和膳食纤维。

第二节 促进乳汁分泌的饮食调理

一、中医通乳药膳常用药材

1. 王不留行

别名：奶米、王不留行、老头蓝子，如图 5–1 所示。

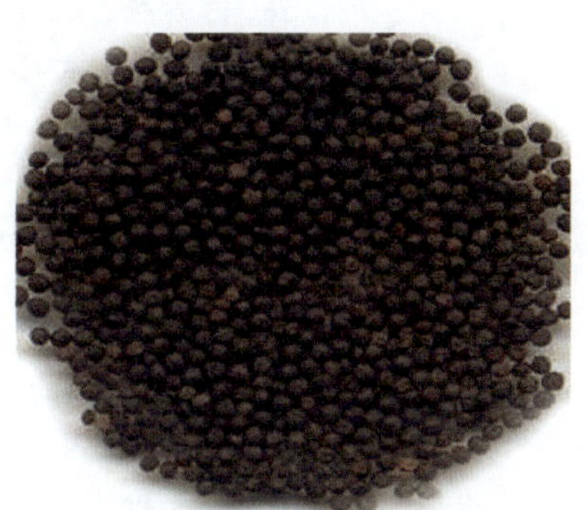

图 5–1 王不留行

性味：苦，平。

归经：归肝经、胃经。

功效：活血通经，下乳消肿，利尿通淋。

主治：用于经闭，痛经，乳汁不下，乳痈肿痛，淋证涩痛。

禁忌：孕妇忌服，痈疽已溃者慎用。

2. 通草

别名：寇脱、离南、活苋、倚商、花草等，如图 5–2 所示。

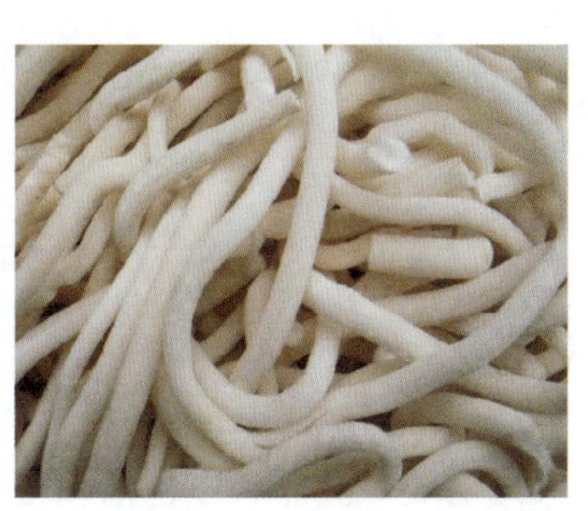

图 5–2 通草

性味：甘、淡、微寒、无毒。

归经：归肺经、胃经。

功效：清热利尿，通气下乳。

主治：湿温尿赤，淋病涩痛，水肿尿少，乳汁不下。

禁忌：阴阳两虚人群禁用，孕妇慎服。

3. 路路通

别名：枫香果、九孔子、狼目，如图 5–3 所示。

性味：味苦，性平。

归经：归肝经、肾经。

功效：有祛风活络、利水、通经的作用。

主治：关节痹痛，麻木痉挛，水肿胀满，乳少，经闭。

禁忌：阴虚内热者及孕妇忌服。

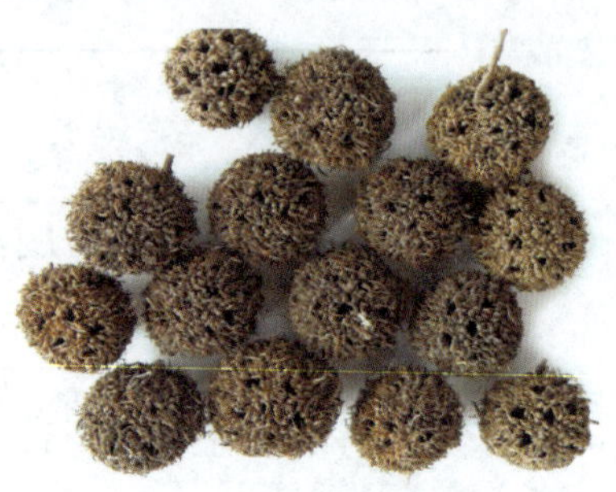

图 5–3 路路通

4. 紫河车

别名：胞衣、人胞。

性味：味甘、咸，性温。

功效：补肾益精，补气益血。

主治：肾气不足，精血虚亏，阳痿遗精，腰酸耳鸣或不孕；肺肾虚劳，喘息短气；气血不足，消瘦少食，体倦乏力，或产后乳少。

禁忌：有实邪者忌用。

5. 漏芦

别名：野兰、鬼油麻、狼头花，如图 5–4 所示。

性味：味苦，性寒。

归经：归胃经。

功效：清热解毒，消痈，下乳，舒筋通脉。

主治：乳痈肿痛，痈疽发背，瘰疬疮毒，乳汁不通，湿痹拘挛。

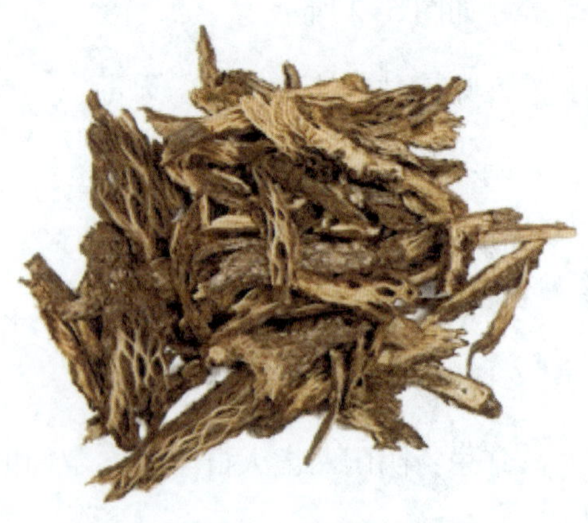

图 5–4 漏芦

禁忌：气虚、疮疡平塌不起者及孕妇忌服。

6. 瓜蒌仁

别名：栝楼仁、栝楼子。

性味：味甘、微苦涩，性寒，如图 5-5 所示。

归经：归肺经、胃经、大肠经。

功效：补虚劳口干、润心肺。

主治：润肺燥，降火，治咳嗽，涤痰结，止消渴，利大便，通乳汁，消痈肿疮毒。

禁忌：不宜与乌头尖药材同用。

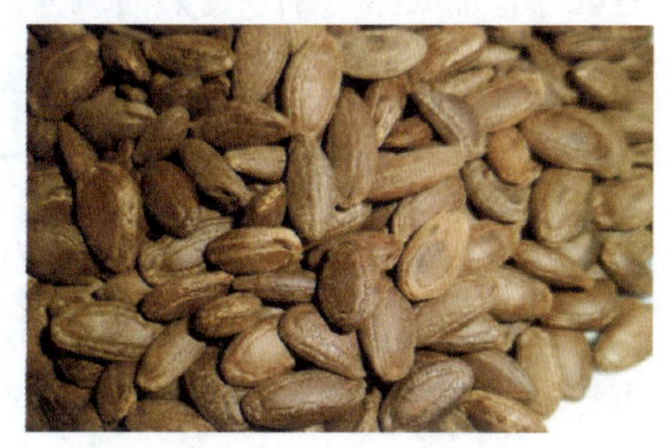

图 5-5　瓜蒌仁

二、促进乳汁分泌的常用膳食（汤）

1. 花生当归猪蹄汤：猪蹄 4 只、生花生 250 克、当归 50 克，一同炖食。

2. 羊肉猪蹄汤：羊肉 100 克，猪蹄 2 只，油盐酱醋适量，羊肉炖烂入佐料。

3. 黄芪羊肉汤：羊肉 200 克，黄芪 15 克，红枣 5 枚，红糖 20 克，姜片、盐适量。

4. 鲫鱼通草汤：鲫鱼 500 克，除鳞甲和内脏，通草 6 克，二者共煮。

5. 猪蹄寄生汤：猪蹄 2 只，王不留行 4 克，桑寄生 10 克，煮至猪蹄熟烂。

6. 木瓜鲫鱼汤：鲫鱼 750 克、鲜木瓜 50 克，姜末、胡椒粉、精盐适量。

7. 猪肝菠菜汤：猪肝、菠菜各 200 克，盐、酱油、味精、猪油适量。

8. 红枣木耳汤：黑木耳和红枣各 15 克，冰糖适量，用小火煨烂，连汤食用。

9. 白木耳冰糖汤：白木耳 50 克、冰糖 50 克，加水用小火煨烂。

10. 猪蹄茭白汤：猪蹄 200 克，茭白 50 克，料酒、葱姜、盐适量。

三、催乳药膳（粥）

1. 留行子粥：通络下乳。王不留行 10 克，大米 100 克，白砂糖适量。将王不留行水煎取汁，加大米煮粥，待熟时调入砂糖，再煮一、二沸即成。

2. 炮甲粥：通络下乳。炮甲 10 克，大米 100 克，白砂糖适量。将炮甲水煎取汁，加大米煮粥，待熟时调入砂糖，再煮一、二沸即成。

3. 红参粥：益气养血通乳。红参 10 克，大枣 5 枚，大米 100 克，白砂糖适量。将红参研细，大枣去核，同大米煮为稀粥服食。

4. 黄芪柴胡粥：健脾益气，疏肝通络。黄芪 10 克，柴胡 5 克，大米 100 克，白砂糖适量。将黄芪、柴胡水煎取汁，加大米煮粥，待熟时调入砂糖，再煮一、二沸即成。

5. 山药粥：滋补身体，补益脾胃。粳米 200 克、淮山药 100 克，加水煮烂成粥。

6. 花生通草粥：清热利尿，补益气血，通气下乳。花生 50 克、通草 8 克、王不留行 14 克、大米 50 克。先将通草、王不留行另熬水，去渣留汁，再将花生捣烂，与大米及药汁共煮粥。待粥煮熟后加适量红糖即成。

7. 赤豆粥：利水，消肿，养心，通乳。赤小豆和糯米各适量，红糖少量加水煮烂成粥。

8. 猪肝黄芪粥：补血明目，健脾补肺，益气升阳。猪肝 500 克切片，黄芪 100 克。先加水煎煮黄芪，去渣，汤汁与猪肝共煮成粥。

四、常见催乳蔬菜

1. 黄花菜（俗称金针菜）：有利湿热、宽胸膈、利尿、止血、下乳的功效。治产后乳汁不下，用黄花菜炖瘦猪肉食用，效果明显。

2. 茭白：性味甘冷。有解热毒、防烦漏、利二便和催乳的功效。用茭白、猪蹄、通草（或山海螺）同煮食用，有较好的催乳作用。注意：茭白性冷，如果产妇脾胃虚寒、大便不实则不宜多食。

3. 莴苣：莴苣性味苦寒，有利尿、通乳的功效。产妇乳汁少时可用莴苣煨猪蹄，或莴苣与猪蹄煮汤食用。

4. 莳萝（又称土茴香）：有良好的健乳功效。产妇乳汁少或乳汁不畅时，以莳萝粉作调料烹制菜肴；或将莳萝籽炒香研细末，用黄酒送服，皆有良效。

五、产后饮食禁忌

1. 忌食寒凉生冷食物，如冬瓜、白萝卜、海带、柑橘、香蕉、梨、柿子、西瓜。

2. 忌食辛辣刺激性食品，如辣椒、大蒜、胡椒、茴香、韭菜、浓茶、浓咖啡、高度酒等，以免影响睡眠及肠胃功能，对婴儿也不利。

3. 忌食酸涩收敛食品，如乌梅、莲子、柿子、南瓜等，以免阻滞血行，不利于恶露的排出。

4. 忌食冷饮，如雪糕、冰激凌、冰凉饮料等。

5. 忌食过咸食品，如腌制品等，过多的盐分会导致浮肿。

6. 忌食过硬、不易消化的食物，如油炸、油煎和肥厚味的食物。

7. 忌食过饱，过饱会妨碍消化功能。产后应做到少食多餐，每天可进食5~6 餐。

8. 忌食麦芽精，麦芽精是以麦芽为原料，而麦芽有回奶作用，会影响乳汁的分泌。

第六章
婴幼儿常见问题与母乳喂养

婴幼儿生长发育过程中会遇到很多问题。母乳喂养指导人员应当能识别婴幼儿常见问题，掌握正确的处理方法，给予哺乳母亲充分而有效的母乳喂养支持。

第一节　新生儿黄疸

新生儿黄疸是指出生 28 天内的新生儿，由于胆红素代谢异常，引起血中胆红素升高，而出现以皮肤、黏膜及巩膜黄染为特征的疾病。新生儿黄疸是新生儿期最常见的临床问题，约 60% 的足月儿和 80% 的早产儿在出生后第一周会出现肉眼可见的黄疸。

一、生理性黄疸

（一）新生儿胆红素代谢特点

1. 新生儿由于血氧分压突然升高，红细胞破坏过多，旁路胆红素来源增多，胆红素氧化酶含量高。

2. 新生儿白蛋白含量低，其摄取胆红素的能力差。

3. 新生儿肝功能不成熟，肝脏摄取、结合、排泄胆红素功能差。

4. 肝肠循环不成熟。

这些因素的综合结果使新生儿血中胆红素增多而发生黄疸。由于这只是一种暂时的现象，所以称为生理性黄疸。

（二）表现

新生儿生理性黄疸一般在出生后 2~3 天出现，4~6 天达到高峰，7~10 天消退，早产儿一般在 2~4 周消退。黄疸一般都是轻度的，除面颊部皮肤和巩膜可见轻度黄染外，无其他异常临床症状、体征，是正常新生儿在生长过程中的一种生理现象。

二、病理性黄疸

（一）原因

1. 胆红素生成增多，常见病因如红细胞增多症、溶血、感染、6- 磷酸葡萄糖脱氢酶缺乏症等。

2. 胆红素代谢障碍，常见病因如缺氧和感染、Gilbet 综合征（先天性非溶血性未结合胆红素增高症）等。

3. 胆汁排泄障碍，常见病因如新生儿肝炎、先天性代谢缺陷病、胆管阻塞等。

4. 肝肠循环增加，常见病因如胆道闭锁、先天性幽门肥厚、巨结肠、甲状腺功能减退等。

（二）表现

病理性黄疸具有以下特点：

1. 出现早：出生后 24 小时内出现。

2. 程度重：血清胆红素高。

3. 持续时间长：足月儿大于 2 周，早产儿大于 4 周。

4. 退而复现：黄疸消退后又重新出现。

新生儿除黄疸外，还有精神萎靡、嗜睡、吮乳困难、惊恐不安、两目斜视、四肢强直或抽搐等症状。

（三）治疗

新生儿病理性黄疸需接受专业治疗，主要包括光照疗法、药物治疗及换血疗法。接受光照疗法的新生儿同样可以母乳喂养，且应尽量减少母婴分离。如果出现新生儿无法从母亲乳房有效吃到乳汁，则鼓励母亲挤出乳汁，采用其他方法给予足够的母乳。

三、摄入不足性黄疸与母乳喂养支持

（一）原因

摄入不足性黄疸也称为饥饿性黄疸，是由于摄入不足导致的新生儿胎便排出延迟、胆红素再吸收。

（二）表现

典型表现为新生儿出生48~72小时出现黄疸、延迟胎便排出或无胎便排出、尿量不足、嗜睡、吸吮不频繁或时间不够、含乳困难、母乳喂养姿势不正确、哺乳延迟等，使乳汁摄入量不足，并会使母亲产奶量减少，婴儿的摄入进一步受到影响，由此产生喂养相关性黄疸。

（三）摄入不足性黄疸与母乳喂养支持

摄入不足性黄疸是因哺乳延迟或不同程度的无效哺乳引起的较低的肠道内摄入，而不是母乳本身的问题。摄入不足性黄疸需要改善和促进母乳喂养，增加新生儿摄入量。

1. 对所有的母亲都应进行孕产期母乳喂养的宣传与教育，帮助母亲做好充足的哺乳准备。

2. 产后立即进行肌肤接触，早吸吮，促进乳汁分泌。

3. 鼓励母亲频繁哺乳，每日哺乳至少8~12次，不设每次哺乳时间限制。早期频繁的母乳喂养可以促进新生儿出生时蓄积在肠道内的富含胆红素的胎便更早排泄出去。

4. 指导正确的哺乳姿势，促进乳汁分泌，增加新生儿母乳摄入。

5. 评估母乳喂养情况，新生儿体重的增长情况、胎便排空情况、小便情况。

6. 监测黄疸变化情况。

7. 如果在良好支持下新生儿仍摄入不足，体重下降过多或无法良好增长，有医学指征的情况下需考虑额外添加母乳代用品。

四、母乳性黄疸与母乳喂养支持

（一）原因

目前多认为母乳性黄疸与胆红素肝肠循环增加有关，新生儿小肠内 β－葡萄糖醛酸苷酶含量丰富并具有高活性，能促进胆道内胆红素重吸收，而 β－葡萄糖醛酸苷酶主要来自母乳，因此可能导致母乳性黄疸的发生。

（二）表现

母乳喂养的新生儿出现黄疸持续不退，迁延 1~2 个月，也有新生儿出生 1~2 周黄疸消退后又缓慢出现黄疸。诊断母乳性黄疸需排除其他病理因素。母乳喂养的新生儿血清总胆红素会持续较高水平，少数新生儿甚至可能持续长达 12 周，这是母乳喂养的正常表现。母乳性黄疸的新生儿一般表现正常，生长发育良好。

（三）母乳性黄疸与母乳喂养支持

1. 对于母乳性黄疸的新生儿应鼓励母亲持续母乳喂养，如果血清胆红素持续上升超过 15 mg/dL，有建议认为需要停止母乳喂养 3 天，改人工喂养，但需慎重权衡两种喂养方式的不同对母婴造成的影响。也有建议认为，仅在一些特殊情况下，例如需要急速降低血清胆红素水平或者光照疗法暂时不可用的情况下可考虑母乳的暂时性中断。

2. 要尽量避免长时间停喂母乳，且在停喂母乳期间要鼓励和帮助母亲维持泌乳，通过手挤奶或吸奶器挤奶频繁移出乳汁，防止乳汁淤积或乳汁分泌减少的发生。

第二节　新生儿低血糖

新生儿低血糖是指全血葡萄糖水平低于2.2 mmol/L（39.6 mg/dL），是新生儿期最常见的代谢紊乱之一。新生儿由于脑组织相对较大，葡萄糖利用率较高，故对低血糖损害尤为敏感，反复或持续性低血糖可引起新生儿低血糖脑病的发生。

一、原因

引起新生儿低血糖症的原因很多，主要有以下四类。

1. 肝糖原储备不足：早产儿、小于胎龄儿和双胎中体重轻者肝糖原及脂肪储备不足，出生后若延迟喂奶或摄入不足，易发生低血糖。

2. 葡萄糖消耗增加：应激反应及严重疾病，如窒息缺氧、寒冷损伤、创伤、感染及呼吸窘迫等，可使新生儿糖代谢率增加，葡萄糖消耗增加。因而容易发生低血糖。

3. 胰岛素水平过高：孕妇患糖尿病，因母体高血糖而导致胎儿胰岛细胞代偿性增生，出生后新生儿血液胰岛素水平较高，容易发生低血糖。

4. 某些遗传性疾病或内分泌疾病易导致低血糖。

二、表现

新生儿低血糖的症状和体征没有特异性，包括肢体抖动、嗜睡、纳差、呼吸暂停等，个别的还会出现昏迷。很多新生儿低血糖没有症状，因此对于有风险的新生儿要重视监测。

三、新生儿低血糖与母乳喂养支持

1. 在胎儿时期，血糖由母体的胎盘提供给胎儿。出生后，由于母体的供应中断，血糖急剧下降，新生儿开始通过自身调控维持血糖。因此，新生儿在出生后血糖会先下降，出生后 1~2 小时达到最低点，而后上升，随着母乳喂养的建立，新生儿的血糖趋于稳定。

2. 巨大儿、低体重出生儿、早产儿、母亲有糖尿病的新生儿容易发生低血糖。如果经儿科医生判断需进行低血糖治疗，也应鼓励母乳喂养，保持泌乳，当新生儿出现需要哺乳迹象时应及时哺乳，尽量避免不必要的母婴分离。

3. 充足有效的母乳喂养和持续的肌肤接触都有利于新生儿获得并保存能量，降低消耗。因此出生后母婴应即刻开始肌肤接触，完成第一次哺乳，如果哺乳的建立晚于一个小时，低血糖的风险会增加。

4. 频繁有效地哺乳、按需哺乳，减少不必要的母婴分离，可以减少低血糖的风险。

5. 健康足月儿出生后没有必要喂葡萄糖水或者配方奶，因为这可能会干扰正常母乳喂养和正常代谢补偿机制的建立。

第三节　婴幼儿过敏性疾病

过敏性疾病是目前全球关注的公共卫生问题，呈现日益增加的趋势。婴幼儿喂养过程中，食物过敏和特异性皮炎也是父母及医务人员应关注的问题。

一、原因

过敏性疾病的发生是遗传基因和环境因素相互作用的结果。当 6 个月内婴儿出现过敏的症状，母乳喂养常常受到质疑。然而母乳并不是导致过敏的原因。世界卫生组织推荐 6 个月内的婴儿应纯母乳喂养，将母乳喂养作为预防和降低过敏性疾病的自然方式。

二、表现

儿童时期过敏性疾病包括特应性皮炎、食物过敏、支气管哮喘、过敏性鼻炎、结膜炎等。牛奶蛋白过敏在婴幼儿中最常见，症状无特异性，可能累及多个器官系统，如皮肤、胃肠道以及呼吸系统等。

三、过敏性疾病与母乳喂养支持

1. 母亲可正常哺乳，母乳中的特异性 IgA 被认为能够保护婴儿肠道，大量的活性因子可以诱导免疫耐受。

2. 母亲可以根据婴幼儿出现的症状，结合自己此前进食的食物进行判断，选取不同类型的方法进行食物排查。

3. 当发现母亲第一次摄入某种食物后，婴儿出现了过敏的症状，应单独回避这种食物并观察婴儿状态，如有好转，则可能是由这种食物引起的。

4. 可将最有可能发生过敏的食物从饮食中完全剔除，例如首先回避牛奶、鸡蛋蛋白等并观察婴儿后续状态。

5. 随着生长发育，婴儿对某些食物会逐渐变得耐受，母亲可以在针对性食物回避一段时间之后尝试性少量添加，避免不必要的长时间饮食限制。

纯母乳喂养 6 个月后，正常添加符合家庭饮食习惯的固体食物，持续哺乳，遇到有过敏反应的食物再行回避，并持续观察婴幼儿生长发育状态，应成为婴幼儿喂养过程中应对食物过敏的常规方式。

第四节　缺铁性贫血

缺铁性贫血是由于机体内铁缺乏而导致的贫血，是婴幼儿时期最常见的一种贫血。

一、原因

不满一岁的婴儿是缺铁性贫血的高发年龄。妊娠期母体铁供应不足、早产、多胞胎等容易出现铁储备不足。出生后喂养不足，辅食添加后随着生长发育的过程中对铁需求增加，如果摄入不足就容易出现缺铁性贫血。

二、表现

婴幼儿缺铁性贫血的常见表现为：出现烦躁不安或精神不振，不爱活动，食欲减退；皮肤及黏膜苍白，最为明显的是口唇、口腔黏膜、甲床和手掌；以及肝、脾和淋巴结轻度肿大。

三、缺铁性贫血与母乳喂养支持

1. 母亲健康对预防缺铁性贫血十分重要，应确保母亲在妊娠期保持健康，纠正贫血，使胎儿有足够的铁储备。

2. 出生后新生儿立即与母亲进行肌肤接触，延迟断脐可增加新生儿的血清铁蛋白，降低贫血风险。

3. 6 个月内足够的纯母乳喂养下，健康足月婴儿通常能够从母乳中获得足够的铁。这是因为母乳中含有大量的乳糖和维生素 C，可以促进铁的吸收。母乳中铁的吸收率高于牛乳。

4. 出生时铁的储备低于正常水平的新生儿，例如早产儿、低出生体重儿、有糖尿病母亲的新生儿等，需要鼓励母乳喂养，并遵医嘱补充铁剂。

5. 7~12 个月的婴儿对铁的需求会迅速增加，因此当婴儿 6 个月以后要及时、合理添加强化铁的食物。

6. 如果婴儿患有缺铁性贫血，应积极寻找病因进行治疗，而不应停止母乳喂养。

第五节　婴幼儿常见症状

一、发热

发热是婴幼儿常见的症状，正常腋下温度为36~37℃，超过37℃即为发热。引起发热的原因很多，常见的是细菌感染和病毒感染。有时新生儿包裹过多也可能会导致体温升高，在减少穿盖后体温恢复正常，称为捂热综合征。

发热期间母乳喂养支持如下：

1. 母乳中有大量的水分及免疫物质，可以提高婴幼儿抗感染的能力，补充水分和电解质，提供足够的热量，因此应鼓励母亲持续母乳喂养。

2. 婴幼儿由于发热可能会有不舒适、食欲减退、奶量摄入减少等情况，也可能会有更多的安抚性需求而表现为多次找奶。应密切观察婴幼儿状态，顺应其需求，少量多次哺乳。

3. 调整哺乳姿势让母婴均舒适，建议母亲采取半躺式哺乳姿势，哺乳后可以让婴儿持续趴在母亲的胸前入睡，不仅可以改善氧合功能，还有利于呼吸通畅。

4. 发热期间需注意观察婴儿的大小便，以便评估其是否摄入充足。

二、溢奶

新生儿及6个月以下婴儿由于胃容量小、呈水平位、贲门括约肌松弛、胃肌肉发育不成熟或神经肌肉协调能力差，可能常常会发生溢奶。

（一）原因

造成婴儿溢奶的主要原因有：新生儿期过度喂养，尤其是奶瓶喂养；配方奶冲调比例不当；人工喂养奶具的清洁、消毒不符合要求，被细菌污染；奶瓶喂养时吞入大量空气；哭闹时吸入大量空气后立即快速摄入大量奶液等。

（二）表现

主要表现为哺乳后有少量乳汁从口角溢出，没有其他不舒适的表现，不影响生长发育和健康，随着年龄增长会逐渐减少、消失。

（三）溢奶与母乳喂养支持

1. 在喂养时应注意选择最佳喂奶时机，识别婴儿的饥饿信号，避免等到婴儿哭闹时才喂奶。

2. 如果婴儿已经处于哭闹状态，可先让婴儿安静下来再哺乳或尝试以少量哺乳安抚，然后将婴儿放置母亲肩膀轻拍，让其打嗝，排出胃部空气后再次哺乳。

3. 哺乳后宜将婴儿头靠在母亲肩上并竖直抱起，轻拍婴儿背部，可帮助其排出吞入的空气而预防溢奶。

4. 如果溢奶严重，影响到婴儿生长发育，应及时就医。

三、哭闹

婴儿哭闹常常使母亲及家人焦虑，容易让母亲或家人误认为是乳汁不足而添加不必要的母乳代用品。

婴儿哭闹的常见原因有：过冷、过热、尿布湿、疲惫、疼痛、生病、饥饿、喷乳反射过强、高需求婴儿等。建议记录婴儿哭闹发生时间及相关因素，发现哪一种安抚措施有效，下一次可使用这种方法；了解婴儿脾气特质，给予足够耐心安抚；还可以和其他母亲一起交流获取经验。

有的婴儿哭闹没有明确的原因，且烦躁难以安抚，每天哭闹超过 3 小时，每周超过 3 天，至少持续 1 周，并且生长发育良好，可定义为婴儿肠绞痛，多发生于 3~4 个月内的婴儿。哭泣是阵发性的，常常突然发生，突然消失，通常会在傍晚观察到，出生后 6 周一般哭泣达到高峰期，在婴儿 3~4 个月后自行消失。如果婴儿哭闹停止后活动如常、精神良好、生长发育正常，则可继续观察。如果婴儿哭闹严重，精神较差，有生长发育不良的表现，如体重增长不良，则需要及时就医。

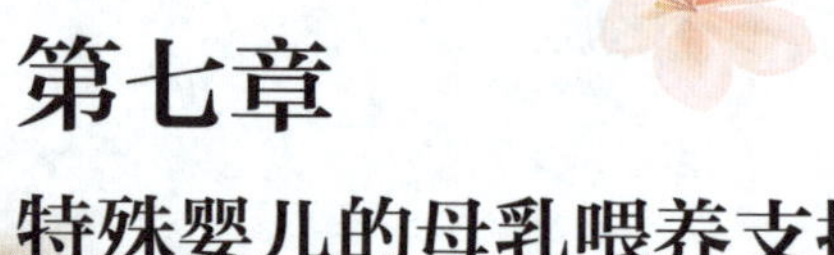

第七章

特殊婴儿的母乳喂养支持

第一节 早产儿母乳喂养支持

一、早产儿定义

胎龄在37足周以前出生的活产婴儿称为早产儿。其出生体重大部分在2 500克以下，头围在33厘米以下，其器官功能和适应能力较足月儿为差者，应给予早产儿特殊护理。

二、早产儿的特点

1. 体温

新生儿（含早产儿）正常体温是36.5~37.2℃，测量部位：腋下。

2. 心率呼吸

新生儿正常心率为120~160次/分钟，正常呼吸频次30~60次/分钟，安静时呼吸不费力，为腹式呼吸。早产儿会表现出呼吸不规则、周期性呼吸或呼吸暂停。

3. 排便

约1/3的新生儿出生后立即或不久排便，一般出生后24小时内排尿，若出生后48小时无尿需要检查。一般出生后10~12小时开始排胎粪，约2~3天排完，若出生后24小时未见胎粪排出，应检查。早产儿胎粪延迟排出的发生率高。

4. 皮肤颜色

早产儿正常情况下皮肤薄而红润，出现黄疸时皮肤发黄，缺氧时皮肤发紫，贫血时皮肤苍白。

5. 肌张力

早产儿由于发育不成熟，出生时通常需要呼吸支持，对氧气需求高，会出现肌张力低下，表现为较难维持某种姿势，活动无耐力，其头部活动、屈曲体位、保持中线位和稳定活动都存在困难。早产儿的肌张力低会在以下几个方面影响母乳喂养：

（1）导致早产儿喂养无耐力：喂养的耐力需要肌肉的力量和张力保持，而肌张力低可能使早产儿一顿吃得好，下一顿由于太疲倦而吃不好。

（2）影响有效含接：早产儿可能刚开始含接好，但在吸吮之后的暂停呼吸期，由于肌力不够衔不住乳头，经常从乳房上滑落，需要不断地再次尝试含接，引起早产儿疲乏。

（3）肌张力低导致吸吮无效：早产儿表现出持续地吸吮，但通过称重法就会发现乳汁转移量并不多，这是由于肌力不足，吸吮时的口腔负压低，乳汁移出不足。

正常足月儿与早产儿外观比较详见表7–1。

表7–1　正常足月儿与早产儿外观比较

项目	足月儿	早产儿
哭声	响亮	较弱
肌张力	有一定张力	肌张力低下
皮肤	红润，皮下脂肪丰满	红嫩，发亮，水肿
胎毛	少	多
头发	分条清楚	细、乱而软

续表

项目	足月儿	早产儿
耳郭	软骨发育好，耳舟成形，直挺	软，缺乏软骨，耳舟不清楚
乳腺	乳晕清楚，乳头突起，可触及乳腺结节	乳晕不清，触不到乳腺结节
指 / 趾甲	充分形成，达到或超过指 / 趾尖	未充分形成，未达指 / 趾尖
足纹	布满足底、较深	少而浅
睾丸	下降至阴囊，阴囊皱襞形成	未（完全）下降，阴囊皱襞少
小阴唇	大阴唇能覆盖	大阴唇不能覆盖

三、早产儿母亲母乳的特点

早产儿母乳是最适合早产儿的食物。早产儿母亲分泌的乳汁与足月儿母乳不同，其营养价值和生物学功能更适合早产儿的需求。

早产儿母乳中蛋白质、钠、氯含量比足月母乳高；乳糖较足月母乳低。早产儿母乳在产后 4~6 周后达到足月母乳成熟水平。从营养成分来看，早产儿母乳中蛋白质含量高，利于早产儿快速生长；脂肪和乳糖量较低，易于早产儿消化吸收。从生物学功能来看，早产儿母乳中的某些成分包括激素、肽类、氨基酸、糖蛋白等能促进胃肠功能的成熟。母乳中有抗微生物因子、抗炎症因子和白细胞等，不仅提供保护性物质，还对早产儿免疫功能的发育起调节作用。早产儿母乳中的长链多不饱和脂肪酸对促进中枢神经系统和视网膜的发育有积极意义。大量证据表明，母乳喂养能减少早产儿短期及长期的各种并发症，包括降低喂养不耐受、院内感染、坏死性小肠结肠炎、慢性肺疾病、早产儿视网膜病、神经系统发育迟缓和再次住院率等。因此，早产儿母乳喂养不能被其他营养品所替代。

母乳可以利用特殊的营养素来强化，包括牛奶、基础蛋白质、电解质和一些维生素等。

四、适用于早产儿的哺乳姿势

由于早产儿的肌张力低，可以指导母亲采取橄榄球式或交叉摇篮式哺乳姿势，参见第三章第二节母乳喂养基本方法。

这两种姿势的共同点在于，母亲一只手托住早产儿的头背部，能给予其颈部有力的支持，保持其头部在中线位；另一只手托住自己的乳房，能帮助早产儿含接。另外，夹紧早产儿的躯干紧贴母亲的腹部，维持其在中线的体位，这也是保持有效含乳的重要举措。

橄榄球式哺乳姿势是亲喂的起步姿势，当早产儿处于“舔和闻”以及“咬和吞咽”阶段时，这样的姿势有诸多优点，如母亲与早产儿的脸相对，母亲可以看到婴儿的表情；母亲的手托住了早产儿的头颈，更易掌控；亲喂的同时方便进行管饲。随着母亲信心的增加和母婴双方对亲喂的适应，这时可以尝试交叉摇篮式。采用这个姿势，母亲可以更好地观察到早产儿的吸吮—吞咽—呼吸，便于判断乳汁的转移情况；半躺位有助于早产儿呼吸，有助于其吸吮—吞咽—呼吸的协调。

五、帮助早产儿母亲建立泌乳的措施

早产儿出生后通常不能直接吸吮母亲乳房或吸吮力不足，母亲需要依靠手挤奶或吸奶维持泌乳。而手挤奶是最有效的挤出初乳的方法。

早期排空乳房（产后最初 48 小时内）与乳汁产量的提高有密切关系。如果没有充分的乳汁移出，后续的乳汁产量将会下降。早产儿分娩最初几天需乳量很少，以后逐渐增加，导致某些产后母亲会误认为无须挤乳。而恰恰就是这关键的最初几天未有效利用，会导致母亲泌乳潜能下降。母亲由于乳汁排出不足，还会遭遇乳房肿胀、疼痛；加之早产儿通常要在 NICU（新生儿重症监护中心）治疗，使母婴分离，母亲担心婴儿引起的焦虑、紧张、抑郁情绪，这些都会使早产儿母亲面临泌乳不足的风险。

产前或产后尽早告知母亲母乳对早产儿的重要性，给予针对性的健康教育，可以帮助母亲做出使用挤出乳汁喂养婴儿的决定。在胎儿及胎盘娩出后，在产后 1 小时内尽早收集初乳，不但可以收获初乳，还可以及时用作早产儿的口腔护理。如果错过此时机，也应在产后 6 小时内尽早开始挤（吸）出乳汁，每天至少 8 次，两次挤奶间隔最长不超过 5 小时，总时间不少于 140 分钟。母亲做到晚上睡前挤（吸）奶，夜间至少醒来一次挤（吸）奶，早上醒来第一时间挤（吸）奶。产后 2~3 周时的每天挤（吸）奶量目标是：至少达到 500 毫升的量。通常由于泌乳Ⅱ期的延迟，早产儿母亲的乳汁分泌要比健康足月儿母亲的慢，这是正常的，需要继续耐心地保持挤（吸）奶次数。

哺乳母亲应记录每天的吸乳时间、过程和吸入量，可以帮助母亲及医务人员了解母亲的产乳信息，给予评估和有效指导，从而保证产乳量。

当早产儿可以亲喂后，由于刚开始早产儿从母亲乳房吃奶量不多，因此，每次哺乳后仍然需要挤（吸）奶。当早产儿可以吃软一侧乳房、再吃另一侧乳房的部分乳汁时，哺乳后挤（吸）奶可以慢慢减少，直到完全实现亲喂，最终停止挤（吸）奶。

六、母乳收集、储存与分发

母乳中是存在细菌的，多样化的细菌为婴儿肠道连续提供共生菌和潜在益生菌来源，这些细菌可以保护新生儿，尤其是早产儿免受感染，并有助于新生儿免疫系统功能成熟。

采集母乳应更强调收集环节，严格按照卫生标准收集、储存乳汁，做好手部卫生，做好母乳收集、分装过程和设备清洁，避免微生物污染风险。

吸出的乳汁应尽可能早地喂养早产儿，新鲜的母乳是早产儿的最佳营养源，新鲜的乳汁可以在0~4℃冷藏情况下储存96小时。如果新鲜乳汁难以获得，可以选择解冻的冻乳，解冻的乳汁在冷藏情况下可保存24小时。不同温度下早产儿母乳的保存时间见表7-2。早产儿乳汁收集推荐使用硬质容器，其光滑表面可减少脂肪附壁。

表7-2　不同温度下早产儿母乳的保存时间

室温（19～26℃）	冷藏（4℃）	冷冻（-18℃）	解冻奶冷藏（4℃）
< 4小时	< 96小时	至少3个月	< 24小时

第二节　双胎母乳喂养支持

多胎妊娠是指一次妊娠时母亲子宫腔内同时有两个或两个以上胎儿。多胎妊娠的发生率与种族、年龄及遗传等因素有关。此外，近年来随着辅助生殖技术广泛开展，多胎妊娠发生率明显增高。国内报道双胎妊娠发生率为1.02%~3.18%。

多胎母亲与单胎母亲一样，在母乳喂养上面临相同的挑战，并且往往会遇到更多问题。其中的主要问题有两点：一是照顾两个或两个以上婴儿的时间；二是在孩子成长过程中，出现母乳问题时缺乏特殊的母乳喂养支持。

一、双胎母乳喂养基本原则

1. 在做双胎婴儿喂养决策时，每个婴儿应被视为不同个体对待。

2. 母乳能为婴儿提供最好的营养。无论单胎、双胎还是多胎，都要鼓励和支持母亲通过亲喂或挤出乳汁后进行母乳喂养。

3. 双胎母亲可能会在母乳喂养的某些阶段补充配方奶，在她们做决定前，要告知她们补充配方奶的弊端。

二、双胎母乳喂养支持

双胎母亲能够产生足够的母乳来喂养两个孩子。良好的产前准备是非常重要的，包括知晓如何建立和维持母乳喂养的信息，获得支持母乳喂养的渠道。当她们遇到困难时，可以向专业人员求助。在双胎儿出生后早期，母亲需要大量的时间来建立母乳喂养关系，帮助母亲建立母乳喂养的信心至关重要。

（一）交替哺乳和同时哺乳

在出院前，在专业人员的帮助下，交替哺乳和同时哺乳两种方法都可以尝试学习，最后，母亲会从中找到某种方法或组合方法更适合她和双胎婴儿。

1. 交替喂养时，母亲可以矫正婴儿的含接和吸吮技巧，更放松，而且可以关注每一个婴儿，了解其个性。交替哺乳适用于刚开始哺乳时，婴儿之间差异大时，以及早产儿和患病婴儿。交替哺乳更易掌握，有利于母亲开始学习哺乳技术初期获得信心，但哺乳花费时间长。

2. 同时哺乳双胎，可以节省时间，母亲有更多休息时间，婴儿之间互动好；适用于婴儿之间差异小，两个婴儿含接好，对喷乳反射适应度好；母婴配合良好；母亲需要休息时；婴儿同时需要哺乳的情况。但同时哺乳，婴儿可能不能同时耐受母亲的喷乳反射而变得烦躁，母亲同时喂养两个婴儿可能会困难和不适。因此可以先从含接困难的婴儿开始，再同时喂养含接更熟练的婴儿。另外，先喂含接熟练的婴儿，可以建立喷乳反射，帮助到喂养困难的婴儿。先让哪个婴儿含接需根据具体情况确定。

（二）双胎喂养体位

在专业人员的指导下学习哺乳双胎的体位。值得注意的是，即使母亲对哺乳双胎有信心，但她仍然需要他人的帮助，比如同时喂养时，第二个婴儿的体位摆放，以及分别喂养时，需有人照顾另一个婴儿。应帮助母亲把她需要的物品集中放置在一个地方，方便她获取，比如营养丰富的点心、水和饮料。哺乳的姿势一定要舒适和安全，尝试用不同的靠垫来帮助定位和支持。比如支撑背部和肘部，让母亲感觉舒适并愿意长时间哺乳。需要注意的是不要将婴儿垫得太高，或使婴儿身体呈水平位，这会让婴儿不舒服，容易反流。

1. 双侧橄榄球式哺乳姿势

双侧橄榄球式哺乳姿势是母亲的双手托着婴儿的枕部，婴儿的身体躺在母亲双臂下。很多母亲开始学习哺乳时采用该姿势。剖宫产术后最舒适的母乳喂养姿势就是橄榄球式，用枕头支撑母亲抱婴儿的手臂，这个姿势可以方便母亲引导婴儿含接乳房，如图 7–1 所示。

2. 双侧摇篮式哺乳姿势

双侧摇篮式哺乳姿势是婴儿的头躺在母亲的臂弯上，身体交叉躺在母亲的腹部。这个姿势常用于婴儿能更好地控制自己的头部活动以及母亲获得更多哺乳经验后。包括混合式哺乳姿势和半躺式哺乳姿势。

（1）混合式哺乳姿势

混合式哺乳姿势是一个婴儿采用摇篮式哺乳姿势，另一个婴儿采用橄榄球式哺乳姿势，根据婴儿的个体差异和偏好调整姿势。橄榄球式哺乳姿势用于需要母亲更多哺乳引导和头部活动控制不好的婴儿，如图 7–2 所示。

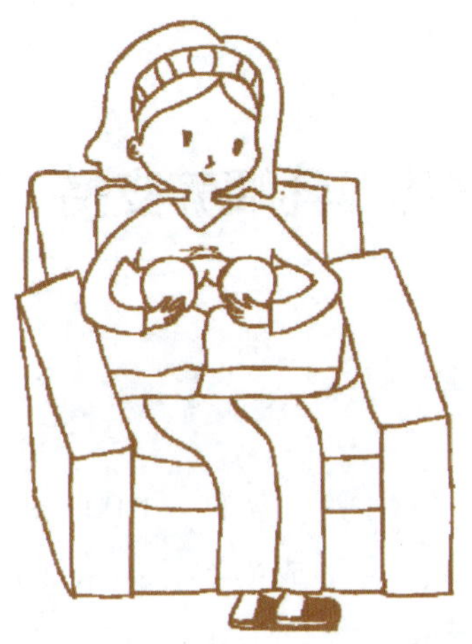

图 7–1　双侧橄榄球式哺乳姿势

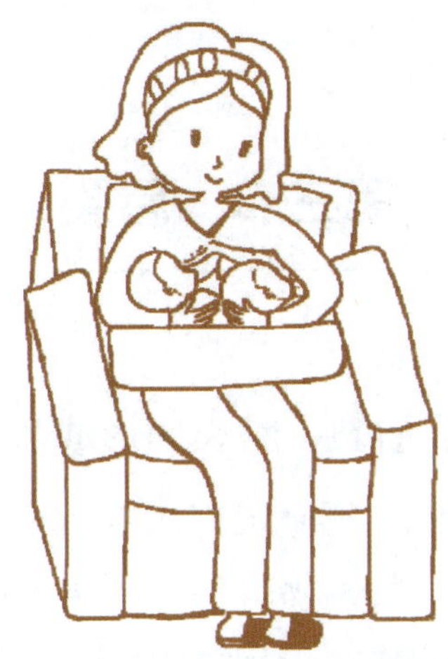

图 7–2　混合式哺乳姿势

（2）半躺式哺乳姿势

半躺式哺乳姿势是母亲半躺，婴儿趴在母亲身上哺乳。半躺位更易喂养双胎，尤其是母亲疲乏的时候，如图 7–3 所示。

（三）让哺乳母亲舒适的辅助手段

无论采取上述哪种哺乳姿势，都要通过一些措施促进母亲舒适。

1. 给哺乳母亲准备一把宽大、有垫子的椅子或沙发，如有软垫的摇椅或躺椅。

2. 在哺乳母亲身旁桌上放些零食、饮料、手机、遥控器、书等，并能轻松拿到。

3. 根据哺乳母亲需要，家人能随时提供帮助。

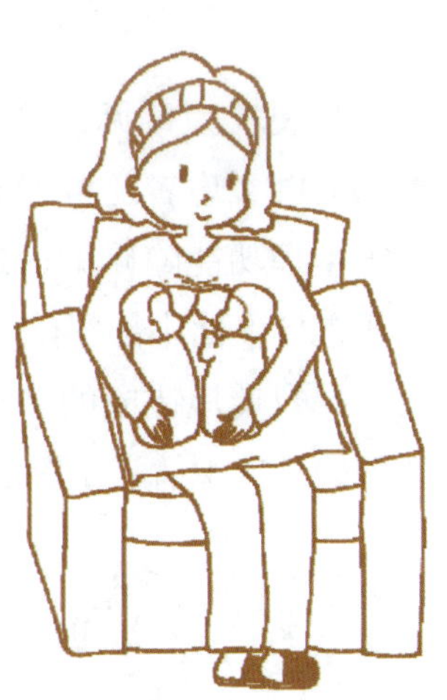

图 7–3　半躺式哺乳姿势

第三节　唇裂、腭裂婴儿母乳喂养支持

一、唇裂、腭裂的形成及其影响

唇裂是口腔颌面部常见的先天性畸形，发生率约为 1 ∶ 1 000。正常胎儿在第五周以后开始由一些胚胎突起逐渐相互融合形成面部，如未能正常发育便会发生畸形，其中包括唇裂，如图 7–4 所示。

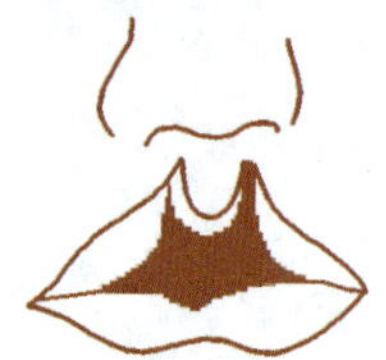
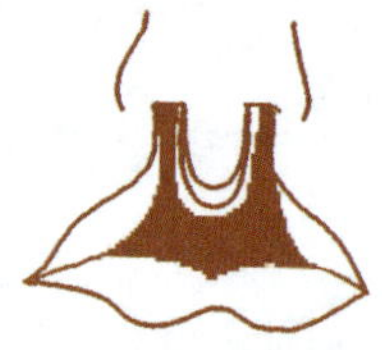
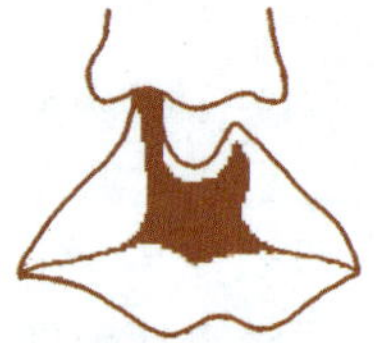

图 7–4　双侧唇裂的类型

腭裂较为常见，可单独发生，也可并发唇裂。腭裂不仅有软组织畸形，大部分腭裂患者还可伴有不同程度的骨组织缺损和畸形，在吮吸、进食及语言等生理功能障碍方面远比唇裂严重，如图 7–5 所示。由于颌骨生长发育障碍还常导致面中部塌陷，严重者呈碟形脸，咬合错乱（常呈反颌或开颌）。因此，腭裂畸形造成的多种生理功能障碍，特别是语言功能障碍和牙错乱，对患者的日常生活、学习、工作均带来不利影响，也容易造成患者的心理障碍。

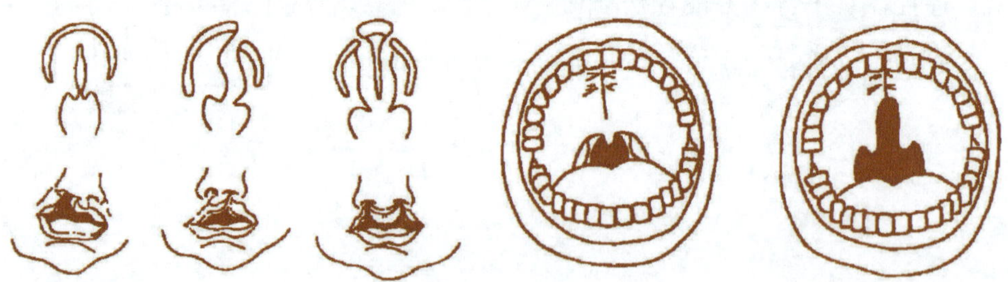

图 7–5　腭裂类型

目前全球大约每600名新生儿中就有一名出生时患有唇裂、腭裂或两者皆有。我国是目前世界上唇腭裂患者最多的国家之一，且每年有3万左右的新增病例。唇腭裂婴儿由于口腔与鼻腔相通，口内不能形成负压而影响吸吮。因此，唇腭裂婴儿的母乳喂养有其特殊性。

唇腭裂婴儿由于口腔无法密闭造成吸吮力不足、进食量少、喂养时间长，或无法建立规律的进食模式。喂养困难表现为呛奶、频繁打嗝、食物从鼻腔反流，严重者出现窒息。部分母亲尝试母乳喂养却没有成功，喂养问题在婴儿两个多月时依然明显，家长需要依靠辅助装置喂养婴儿。如果合并腭裂尤其是皮罗氏综合征，还会出现口腔活动功能失调伴随胃食管反流等现象。针对婴儿喂养问题的治疗可能超过1岁。

唇腭裂婴儿喂养困难的结果主要体现在两方面：一是对体格发育的影响。唇腭裂婴儿营养不良较为普遍，特别是伴有腭裂畸形的婴儿更为严重，婴儿体重与同龄婴儿相比明显偏低，尤其是6~9个月龄婴儿的区别最为明显。二是对智能发育的影响。由于唇腭裂畸形、喂养困难，喂养方式上以人工喂养居多，缺乏母乳喂养，存在铁和抗血酸等成分摄入不足，也缺少母乳中所含的营养及抗体，从而影响机体及智力发育。畸形也对婴儿在喂养、疾病、学习以及社会心理方面长期不断地产生负面影响。因此，对唇腭裂婴儿来说，保证婴儿全身营养的摄入，拟定切实可行的早期喂养方案，加强早期喂养技能的训练至关重要。

二、唇裂、腭裂婴儿的喂养问题

影响唇腭裂婴儿喂养的相关因素有以下几个方面：

1. 喂养过程障碍，喂养质量不高。唇腭裂婴儿由于无力吸吮母乳或吸奶时间较长，进食时易吞进大量空气，流质食物容易从口角溢出或从鼻孔溢出，导致呛咳，影响婴儿的正常喂养和食物的摄取，使机体能获得的营养物质受限。

2. 家长缺乏喂养知识。有的唇腭裂婴儿从一出生就用胃管鼻饲喂养，使婴儿丧失吞咽、咀嚼、胃肠消化功能，致使严重发育障碍。

3. 家人感情淡漠。唇腭裂婴儿容貌缺陷、疾病治疗的经济负担、家人指责以及旁人的目光等，常使父母感到沮丧甚至产生遗弃念头。婴儿哭闹、饥饿也增加了父母的烦躁和疲惫。

三、唇裂、腭裂婴儿的喂养方法

对唇腭裂婴儿母亲与家庭尽早开始母乳喂养的宣教，首先要全面介绍母乳喂养优点，更要有针对性地进行母乳喂养技巧的指导，提高唇腭裂婴儿家庭母乳喂养的积极性，同时关注唇腭裂婴儿母亲的心理状况，减轻她们的心理压力，提高母乳喂养率，这是促进唇腭裂婴儿体重增长的有力保障之一。很多研究已证明，采用正确的喂养方法和技巧，唇裂婴儿和轻度腭裂婴儿是可以进行亲喂喂养的。

1. 早期评估及指导

（1）出生时新生儿的评估：应在新生儿出生后第一天评估唇腭裂的畸形程度、畸形分类、全身一般情况等。

（2）掌提婴儿每周营养摄入量和体重变化：每个月进行身高、体重、胸围、头围的测量，每 3 个月进行综合评估。

（3）评估婴儿家长的喂养知识、喂养习惯及方法：母乳喂养指导人员和婴儿家长一同制定合理的喂养方案，使家长认识到喂养在婴儿治疗中的重要意义。

（4）评估婴儿家长的心理状况：必要时给予支持性的心理指导。

2. 尽可能喂母乳

告诉母亲母乳喂养的保护作用，比如降低中耳炎的发生。母乳容易消化吸收，且提供免疫球蛋白和增加抵抗力。出生后早期进行皮肤接触，婴儿的舔食及初乳的吸吮，都值得尝试。

3. 母乳喂养建议

母亲的乳房较乳胶奶嘴柔软，更适合婴儿口腔的形状。母亲可轻揉乳头，使乳头突出，然后再让婴儿吸吮。因每个婴儿的具体情况不同，没有固定的、特别优先推荐的体位和哺乳姿势。根据经验及唇腭裂婴儿的特点，母亲怀抱婴儿与地面的角度应为 45°，处于半竖直体位或者竖直抱法，以减少鼻腔倒流。母亲侧卧位喂奶时，婴儿切忌平卧，上半身应抬高一些，以免引起呛咳。婴儿吸吮时可用手指堵住唇裂处，使唇裂处闭合，便于婴儿吸吮；对伴有腭裂的婴儿母乳吸吮有困难时，可采用挤压方式喂奶，即人工挤压乳房，使奶液缓慢进入婴儿口腔。出生 4 个月以前，喂奶要分几次喂完，中间可暂停，将婴儿竖起拍背。专业人员需评估婴儿的吸吮，如出现婴儿吸吮费力，母亲乳房长时间未感觉松软，应及时调整喂养方式。

4. 选择适当的奶嘴及奶瓶

若亲喂无法实现，可挤（吸）出乳汁，再用人工方法喂养。选择塑胶的、可以挤压的奶瓶。选择较大、较软的奶嘴，十字形的开口较圆洞形的开口好，因为十字形开口在受到压迫时才会打开，婴儿不易呛到。最好使用带有排气孔及节流器的唇腭裂专用奶瓶奶嘴，如图 7–6 所示。

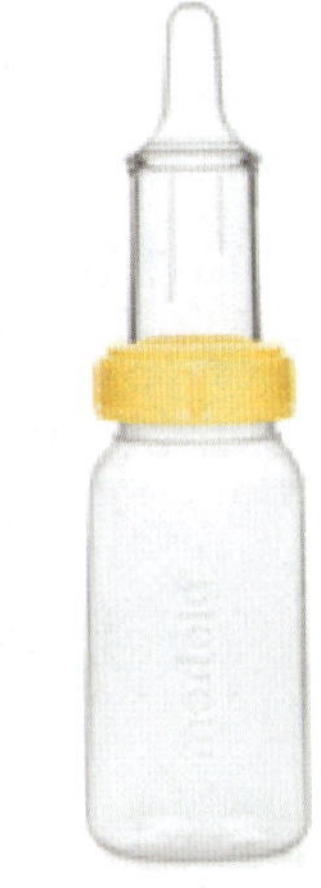

图 7–6　唇腭裂婴儿专用奶瓶奶嘴

四、唇裂、腭裂婴儿手术后的喂养

采用手术修复是治疗唇腭裂婴儿的唯一手段。治疗的成功除手术技巧外，手术后的营养尤为重要。尽管对唇腭裂修复术后有尽快恢复母乳亲喂的建议，但为了避免影响创口愈合，一般在唇腭裂修复术后不能马上让婴儿直接吸吮，而是术后 10 天方可吮吸乳房。采用唇腭裂修复术的婴儿术后创口愈合好坏，与婴儿术后营养状态密切相关。

唇腭裂修复术后首选用勺喂，对于腭裂畸形程度严重的婴儿，可避免术后伤口疼痛和缝线等影响吸吮，保证术后营养的正常供给。在使用汤匙喂养时，应采取少量多次和缓慢进食的喂养方法。将婴儿抱在腿上或坐在婴儿椅中，用汤匙盛取少量食物，放置在婴儿唇部，鼓励婴儿用唇部去移动汤匙中的食物，喂养速度根据婴儿情况而定。

对于勺喂不适者，可采用特殊的奶瓶奶嘴喂养。喂奶用具采用塑胶可挤压的奶瓶，奶嘴选用质地柔软、优质的乳胶奶嘴。奶嘴孔不宜过大，以免引起呛咳。婴儿可采取半坐姿，口内奶液充满量不超过 2 毫升，使婴儿用很小的吸吮力吸出奶液。这种唇的功能运动有助于创口纤维组织生长，减少瘢痕形成。喂奶后轻拍婴儿背部，待打嗝后再平放或侧放婴儿，可减少吐奶现象发生。采用间歇喂奶，以免引起婴儿疲劳。

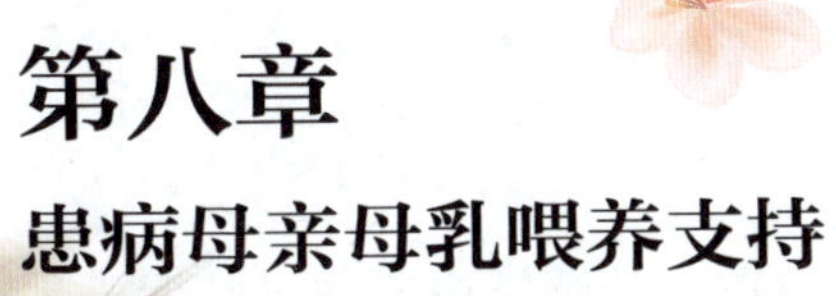

第八章

患病母亲母乳喂养支持

第一节　感冒

感冒分为流行性感冒和普通感冒，它们的共同点是都有一些上呼吸道感染症状，比如鼻塞、流涕、咽疼、咽痒、咳嗽、畏寒、发热、头痛、全身痛等。

二者的区别主要在于两点：（1）是否具有传染性。流行性感冒具有传染性，且传染性极高，短时间内在人群中间广泛地流行，一般多见于冬春季。而普通感冒大部分由病毒引起，具有自限性。普通感冒都是散发性的，不引起流行，可以出现在全年的任何季节。（2）症状的轻重不同。普通感冒一般发热程度不太高，全身症状不太典型。而流行性感冒症状比普通感冒症状重，起病急，一般都有高热、畏寒，全身症状明显，还有中耳炎、脑炎等并发症。

一、普通感冒

母亲感冒并不是停止母乳喂养的指征。相反，如果婴儿母亲感冒，她体内会产生一定的抗体，这个抗体还会随着乳汁传递到婴儿的体内，能够增加婴儿对这种疾病的抗病能力。因此母亲感冒的时候，也可以继续母乳喂养。母亲生病不舒适，鼓励她多休息、多喝水。在哺乳过程中需要戴上口罩做好防护，以免她呼吸道的病毒传到婴儿的呼吸道。另外，在喂奶前后，母亲也需要清洁好自己的双手再进行哺喂。

二、流感病毒感染

1. 流感病毒

甲型流感多见，易引起流行，少部分病情重，其感染主要通过临床表现诊断。母亲可无明显的接触史，起病急，多有发热、畏寒、乏力、全身酸痛等症状，可有或不伴有流涕、咽痛、咳嗽、咳痰；通常症状较重，而体征较轻；外周血白细胞正常或偏低。根据病情轻重，可分轻型、普通型和重型。病原学确诊依赖于检测痰液或咽拭子流感病毒 RNA。

研究显示，出现畏寒、发热的普通感冒，80% 左右由甲型流感病毒引起。普通型和轻型流感，预后好。出现重型流感（肺炎型），预后差，甚至引起死亡，必须立即住院治疗。

2. 流感病毒感染与母乳喂养

患流感的母亲可以母乳喂养，但需注意适当防护。流感病毒一般不通过乳汁传播，且母乳喂养可减少婴儿的呼吸道感染，因此，感染流感病毒的母亲可以母乳喂养婴儿。但直接哺乳时，因近距离地密切接触母亲的病毒容易通过呼吸道传染给婴儿，因此需要注意防护。

流感发病的最初 2~3 天传染性强，母亲释放病毒，并不是通过呼出气体恒定排出，而是在打喷嚏、咳嗽时大量排出病毒。因此，明显喷嚏、咳嗽的母亲，应暂时避免母婴同室，并经常开窗等保持室内外空气流通。如果母亲无明显喷嚏、咳嗽等，哺乳前母亲做好了自身清洁，如洗脸、戴口罩等，可以直接哺乳；如果母亲存在明显喷嚏、咳嗽等症状，可以将乳汁吸出或挤出进行人工喂养，乳汁无须特别处理。

第二节　肝炎

一、乙型肝炎

乙型病毒性肝炎简称乙肝，是由乙型肝炎病毒引起的以肝脏病变为主的一种传染病。临床上以食欲减退、恶心、上腹部不适、肝区痛、乏力为主要表现。部分患者可有黄疸发热、肝大伴有肝功能损害。有些患者可慢性化，甚至发展成肝硬化，少数可发展为肝癌。

乙肝为血源传播性疾病，其主要传播途径是母婴传播、血液传播（如不安全注射等）及性接触传播。母婴传播（垂直传播）是我国乙肝病毒的主要传播途径，约占乙肝病毒传播的 50%，其中超过 90% 转为慢性乙肝感染。其传播途径主要有 3 种：（1）产前传播：即宫内感染，乙肝病毒通过胎盘屏障引起胎儿宫内感染。（2）产时传播：主要指产程中胎儿通过产道时吞咽含有乙肝病毒的羊水、母血或阴道分泌物等导致的感染。（3）产后传播：即通过母婴密切接触而传播。

乙肝可以通过获得安全且有效的疫苗得到预防。母婴传播虽传染率高，但随着国家对乙肝预防工作的重视，阻断乙肝垂直传播的研究不断进展。2015 年，由中国肝炎防治基金会创办的“全国乙肝母婴零传播工程项目”已在全国范围内开始推行，其主旨在于阻断乙肝母婴传播，实现新生儿零感染的目标。通过对新生儿的规范接种预防疫苗及怀孕母亲必要时的抗病毒治疗，母婴传播已显著减少。

1. 乙肝病毒母婴传播与预防

《2013 乙肝病毒母婴传播预防指南》中指出，无论乙肝大三阳、小三阳（HBsAg 乙肝表面抗原阴性），只要正规预防后，均可以母乳喂养，无须再检测乳汁中有无乙肝病毒 DNA。

目前，我国孕妇 HBsAg 阳性率约为 6%。我国所有新生儿出生后均常规免费免疫接种乙型肝炎疫苗，对 HBsAg 阳性孕妇的新生儿免费注射 100 IU 乙型肝炎免疫球蛋白。具体注射方法是：（1）HBsAg 阴性母亲的新生儿，出生后 24 h 内接种第一针乙肝疫苗，1 月和 6 月龄分别接种第二针和第三针乙肝疫苗，即 0，1 月、6 月龄方案共 3 针疫苗，新生儿无须随访。（2）HBsAg 阳性母亲的新生儿，出生后 12 h 内肌肉注射 1 针乙型肝炎免疫球蛋白，并同时接种第一针乙肝疫苗，按照 1 月和 6 月龄分别接种第二针和第三针乙肝疫苗，即联合免疫预防。正规的联合免疫预防，能显著减少乙肝病毒母婴传播。

乙肝病毒母婴传播与分娩方式和喂养方式无关。

2. 母亲乙肝病毒感染与母乳喂养支持

母亲乙肝病毒感染能否母乳喂养，其关键取决于母乳喂养后，是否增加婴儿的乙肝病毒感染率，而不是根据母乳中是否存在乙肝病毒。

国内外大量研究表明：对乙肝病毒感染母亲的婴儿，人工喂养并不减少乙肝病毒母婴传播，母乳喂养仅增加新生儿暴露于病毒的机会，但不增加感染的概率。因此乙肝病毒的母婴传播，与喂养方式无关，无论是“小三阳”还是“大三阳”母亲，在婴儿出生后给予乙肝免疫球蛋白和乙肝疫苗联合免疫预防后，都可以母乳喂养，也应该鼓励母亲母乳喂养。

二、甲型肝炎

甲型肝炎是由甲型肝炎病毒感染引起，主要经消化道传播。甲型肝炎病毒几乎不通过胎盘屏障传给胎儿。

整个孕期或产后哺乳期发生隐匿性感染（即携带病毒而未发病），母乳喂养不引起病毒母婴传播。因此，无须停止母乳喂养。

产后哺乳期若发生急性甲肝，乳汁中可能存在病毒，但是否需要停止哺乳，目前尚无定论。

第三节　梅毒

梅毒是由苍白（梅毒）螺旋体引起的慢性、系统性性传播疾病。性接触是梅毒的主要传播途径，占95%以上。感染梅毒的早期传染性最强。临床上可表现为一期梅毒、二期梅毒、三期梅毒、潜伏梅毒和先天梅毒（胎传梅毒）等。梅毒在全世界流行，据世界卫生组织估计，全球每年约有1 200万新发病例，主要集中在南亚、东南亚和次撒哈拉非洲。近年来梅毒在我国增长迅速，已成为报告病例数最多的性病。所报告的梅毒中，潜伏梅毒占多数，一、二期梅毒也较为常见，先天梅毒报告病例数也在增加。

一、梅毒母婴传播与预防

母亲孕期或哺乳期梅毒现症感染，可将梅毒螺旋体传给其子女，可发生在宫内（先天梅毒）、分娩时和分娩后。目前无疫苗可以预防梅毒。保持健康的生活习惯，夫妇双方无性乱史，几乎不会发生感染，这是预防梅毒的关键。而预防母婴传播的关键是对确诊或高度可疑的孕妇进行抗梅毒治疗，一方面可以治疗怀孕母亲，另一方面可以预防先天性梅毒或减轻病情。正规治疗后，母婴传播发生率小于1%。

怀孕母亲梅毒治疗与普通梅毒治疗方案相似，夫妇或性伴侣需同时治疗。如果新生儿/婴儿确诊或高度怀疑梅毒，需进行治疗。

二、母亲梅毒感染与母乳喂养支持

明确孕期梅毒，但分娩前已接受规范治疗者，不管孕妇抗体滴度高低，均可以母乳喂养。如果分娩前未规范治疗者，或临分娩前1~2周才确诊者，暂缓直接乳房喂养，但可以间接哺乳，将乳汁吸出或挤出，经过巴氏消毒或煮沸后，再盛入奶瓶中哺乳。同时对母亲尽快开始治疗，疗程结束后，母亲再开始直接乳房喂养。合并艾滋病感染者，采用完全人工喂养。

第四节 艾滋病

艾滋病是一种危害性极大的传染病，由人类免疫缺陷病毒（HIV 病毒）引起。HIV 是一种能攻击人体免疫系统的病毒。它把人体免疫系统中最重要的 CD4T 淋巴细胞作为主要攻击目标，大量破坏该细胞，使人体丧失免疫功能。因此，人体易于感染各种疾病，并可发生恶性肿瘤，病死率较高。HIV 在人体内的平均潜伏期为 8~9 年，患艾滋病以前，可以没有任何症状地生活和工作多年。HIV 感染的主要诊断依据是检测血清抗 –HIV 抗体，经试验确认阳性后，即可诊断为 HIV 感染。

一、HIV 母婴传播与预防

HIV 母婴传播可发生在产前、分娩时和产后。如果无任何干预措施，HIV 的母婴传播率高达 30%~40%，母乳喂养可以增加母婴传播。

目前对 HIV 感染缺乏有效的被动和主动免疫预防方法。因此，无法通过注射疫苗进行免疫预防。保持健康的生活习惯，远离毒品，严格筛查献血人员，使用一次性注射器等，可减少 HIV 传播。

通过对 HIV 感染孕妇及其新生儿采取正规的治疗，可以明显减少母婴传播率。新生儿出生后完全人工喂养，合理地治疗和预防，传播率可以降至小于 1%。

二、母亲 HIV 感染与母乳喂养支持

母乳喂养可增加 HIV 母婴传播的风险，母乳中不仅含有各种丰富的营养成分，还有多种细胞，如淋巴细胞。母乳中某些物质可抑制 HIV 的感染性，如乳汁中的黏液素能抑制 HIV 复制和繁殖，但仅能抑制乳汁中游离病毒的感染性，不能抑制 CD4+ 细胞中病毒的感染性。

HIV 感染母亲的婴儿，完全人工喂养时，感染率最低；纯母乳喂养大于

6个月，感染率较低；而混合喂养，感染率最高。因此，如果母亲感染HIV，其子女应避免混合喂养。完全人工喂养，结合母亲孕期及产后和新生儿正规抗病毒治疗，可最大限度地减少母婴传播（$<1\%$）。

第五节　哺乳期母亲疫苗接种及其他病毒感染与母乳喂养支持

一、哺乳期母亲疫苗接种与母乳喂养支持

哺乳期母亲可以跟普通人群一样接种疫苗。哺乳期母亲母乳喂养婴儿时，接种所有灭活疫苗（死疫苗）对孩子没有不良影响，可以正常哺乳。接种减毒疫苗（活疫苗）时，其中黄热病疫苗，可通过乳汁将病毒传递给婴儿，引起脑膜脑炎等，其他疫苗均不会传染给婴儿。因此，产后哺乳期母亲母乳喂养时，不能接种黄热病疫苗，其他疫苗均可正常接种，且可正常哺乳。

二、水痘—带状疱疹病毒感染与母乳喂养支持

水痘—带状疱疹病毒首次感染时，表现为水痘，主要通过临床表现诊断。通常有传染源接触史，起病急，多有发热、畏寒、乏力等全身毒血症状，1~2天后出现皮疹，多见于躯干，然后脸部、四肢初为红色斑疹，数小时后变为丘疹，进一步发展为水泡，常伴有痒感。1~2天后从疱疹中心开始结痂，1周左右结痂愈合脱离，不留瘢痕。带状疱疹病毒是该病毒感染后远期后遗症。带状疱疹发生时局部剧烈疼痛，针刺样或烧灼感，难以忍受。局部疱疹多见于肋间神经末梢，呈带状。

孕期水痘，如果分娩前水泡已经完全，此时无传染性，可以直接哺乳。如果分娩时水痘尚未结痂，或者产后哺乳期发生水痘，新生儿最好注射普通的人免疫球蛋白预防母婴传播。水痘通常在胸部出现，因此，需避免直接哺乳，最好母婴暂时隔离，乳汁吸出后，需经巴氏消毒或煮沸消毒后再哺乳。

带状疱疹如果不在胸部或乳房，可直接哺乳；如果在胸部，注意婴儿不能与疱疹直接接触，必要时将乳汁吸出，不经处理即可哺乳；如果在乳房或乳房周围，不能直接哺乳，乳汁吸出后，需经巴氏消毒或煮沸消毒后再哺乳。

第六节　混合喂养与人工喂养

一、混合喂养

混合喂养是因各种原因母亲母乳不足或者母亲不能按时给婴儿哺乳时，在坚持母乳喂养的同时，用配方奶或其他代乳品补充母乳的不足，提供婴儿营养。对于 6 个月以内的婴儿，混合喂养比完全不吃母乳的人工喂养要好。当母乳不足时仍应坚持按时给婴儿喂奶，让婴儿吸空乳房，有利于刺激乳汁分泌。哺乳母亲应将多余的乳汁及时挤出或排空，一方面可以维持乳汁的分泌，另一方面可以用集奶袋收集、冷藏，在不能按时喂奶时给予婴儿。混合喂养时乳品补充量应该以婴儿吃饱为原则，视婴儿食欲及母乳量多少而定，可先每次喂饱婴儿，如无异常消化情况，2~3 日后即可定下每次需补授的乳量。

二、人工喂养

因各种原因母亲不能喂养婴儿时，可采用配方奶、牛乳、羊乳等动物乳品或其他乳品 1 次或数次喂养，这种方法即为人工喂养。人工喂养也在 4~6 个月龄儿准备断离母乳、开始引入配方奶时采用。即在某一次母乳喂哺时，有意减少母乳量，增加配方奶量，逐渐替代母乳量，以此类推直到完全替代所有母乳。6 个月以后婴儿已添加辅助食品，母乳量不足时可逐步经混合喂养而做好断奶的准备。

严格地说，动物的乳汁只适应相应种类动物的幼子，并不适宜人类婴儿的生长发育，亦不适宜直接喂养婴儿。因此，特别是对 0~6 个月的婴儿，只有在实在无法用母乳喂养时才采用人工喂养。常用的婴儿代乳品如下：

（一）婴儿配方奶

婴儿配方奶粉是参照母乳组成成分、在营养组成上对牛乳成分加以调整和改进、配成适合婴儿生长发育所需的制品。绝大多数婴儿配方奶是在牛奶的基础上通过降低蛋白质总量，减少酪蛋白，模拟婴儿需要的牛磺酸、核酸和肉碱，脱去饱和脂肪酸，调整亚油酸和 α 亚麻酸比例，添加大脑发育需要的长链多不饱和脂肪酸（如 DHA），调整 α－乳糖和 β－乳糖比例、钙磷比例，增加维生素、矿物质含量等，使其更接近母乳，较其他代乳品营养均衡全面，更易消化吸收，以满足婴儿的需要。在不能进行母乳喂养时，婴儿配方奶粉应作为首选的乳类来源。

配方奶粉根据适用对象不同主要分为以下几类：

1. 起始婴儿配方奶粉，适用于 0~6 个月不能用母乳喂养的婴儿。

2. 后续或较大婴儿配方奶粉，适用于 6 个月龄以后的婴儿。

3. 特殊医学用途配方奶粉，适用于特殊生理需要和特殊膳食需求的婴儿，如早产儿配方奶粉、苯丙酮尿症（先天性代谢缺陷儿）配方奶粉、针对乳糖不耐受的无乳糖配方奶粉和针对牛乳过敏的水解蛋白配方奶粉，或者其他不含牛乳的配方奶粉等。

（二）牛乳及其制品

1. 鲜牛乳

鲜牛乳是比较常用的母乳代乳品。其营养成分与人乳有较大差别，需要适当配置，新生儿采用 2 份牛乳加水 1 份（2/3 奶）；逐渐过渡到 3 份牛乳加水 1 份（3/4 奶），或者 4 份牛乳加水 1 份（4/5 奶），满月后可吃全牛乳。参考奶量：平均每公斤体重需 2/3 的奶液 170 毫升，或 3/4 的奶液 155 毫升，或 4/5 的奶液 150 毫升，每天分 6~8 次喂养，或酌情配制。

2. 全脂奶粉

全脂奶粉为用牛乳制成的干粉，含蛋白质和脂肪分别都是 20%~28%，用水按照水：奶粉为 1 ∶ 4 或者 1 ∶ 8 溶解配制，煮沸 3~4 分钟，冷却后喂给婴儿。实践中注意根据奶粉说明、不同月龄、不同情况酌情配制。

（三）豆制代乳粉

豆制代乳粉是以大豆为主要蛋白的代乳制品。一些大豆乳粉经加热处理，添加了蛋黄粉、米粉、蔗糖、骨粉、矿物质和维生素等。也有不含乳糖的配方大豆粉，适用于对牛乳过敏或乳糖不耐受的婴儿。

三、混合喂养与人工喂养中的基本问题

1. 新生儿究竟要吃多少？

婴儿出生后不会说话，哭是他们表达的唯一方式，很多婴儿照护者在初期容易把婴儿的哭解读为“饿了”。那么婴儿在不同阶段胃容量到底有多大呢？下面这张婴儿胃的容量表（见表 8–1）可以帮助我们了解婴儿胃容量大小。

表 8–1　婴儿胃的容量　mL

新生儿						1~3 个月	6 个月	1 岁
第 1 天	第 2 天	第 3 天	第 4 天	第 5 天	平均			
5~7	10~13	22~27	36~46	43~57	30~60	90~150	150~200	250~300

2. 喂奶时间如何安排？

胃排空时间因食物种类不同而有所不同，母乳需 2~3 小时，牛乳需 3~4 小时，水需 1~1.5 小时。

3. 一日所需的奶量如何计算？

喂养所用乳量可根据婴儿的能量需要及生长发育指标情况来计算。根据代乳品的热量密度确定一日所需的奶量。婴儿配方奶一般为 0.76 kcal/mL，6 个月以内婴儿每天所需的总能量约 95 kcal/kg，牛乳提供的能量约 55 kcal/100 mL。

4. 婴儿每日水摄入量应多少适合？

婴儿对水的需要较成人高，一般每日需水量为 150 mL/kg。水的需要量与

代谢率高低、饮食、机体的状况等有关。用牛奶喂养婴儿也需要喂些水，以促进排泄。

5. 喂养中有哪些注意事项？

（1）喂养时，奶液的浓度切忌过稀或者过浓，以免小儿营养不足或者超出婴儿肾脏负荷。

（2）配好的牛乳或者全脂奶粉乳液温度以37~42℃为宜。喂养时排出奶嘴里的空气，以免婴儿吸入空气。

（3）配方奶等婴儿食品配置好后应立即喂养，如在30℃以上室温放置超过2小时，应该废弃。

（4）奶瓶、奶嘴及其他调配用具、餐具每次使用后均应彻底清洗消毒。

四、国际母乳代用品销售守则

1.《国际母乳代用品销售守则》的宗旨

《国际母乳代用品销售守则》的宗旨是为婴儿提供安全而充足的营养，其办法是保护并促进母乳喂养，并在需要使用母乳代用品时，根据充足的资料并通过适宜销售和散发，保证正确地使用这些母乳代用品。

2.《国际母乳代用品销售守则》主要内容

（1）禁止对公众进行代乳品、奶瓶或橡皮奶头的广告宣传。

（2）禁止向母亲免费提供代乳品样品。

（3）禁止在卫生保健机构中使用代乳产品。

（4）禁止公司向母亲推销代乳产品。

（5）禁止向卫生保健工作者赠送礼品或代乳样品。

（6）禁止以文字或图画等形式宣传人工喂养，包括在产品标签上印婴儿的图片。

（7）向卫生保健工作者提供的资料必须具有科学性和真实性。

（8）有关人工喂养的所有资料包括产品标签都应该说明母乳喂养的优点

及人工喂养的代价及危害。

（9）不适当的产品，如加糖炼奶，不应推销给婴儿。

（10）所有的食品必须是高质量的，同时要考虑到使用这些食品的国家的气候条件及储存条件。

第九章
哺乳期常见乳房异常与母乳喂养指导

第一节　乳头疼痛

乳头疼痛是哺乳母亲常见的问题，很多因素和情况都会导致乳头疼痛，尤其是在产后第一周内。乳头疼痛的发生率仅次于自觉乳汁不足，会影响母亲的情绪、睡眠以及日常活动，是导致哺乳母亲终止纯母乳喂养的主要原因之一。如果在分娩后最初的几天内，仅在哺乳一开始出现乳头轻微疼痛，这可能是暂时性的疼痛。如果疼痛时间长，甚至造成乳头皲裂，则需寻找原因。

一、原因

哺乳姿势不正确或含接不良是造成乳头疼痛最常见的原因。正确含接时，乳头在婴儿口腔中处于软硬腭交界之处，婴儿靠舌头波浪式的滚动从母亲乳房里获得乳汁，不会挤压和损伤乳头。含乳姿势不正确，乳头会被挤压而产生疼痛，哺乳后可见乳头变形。

如果调整哺乳姿势、婴儿深含乳后乳头疼痛没有得到缓解，则可能存在其他原因，如舌系带过短、感染、乳腺管堵塞、乳腺炎、乳头扁平或凹陷、吸奶器相关损伤、血管痉挛和婴儿口腔结构异常等。

二、表现

常见的乳头损伤按照临床表现及病程进展可分为乳头红肿、乳头皲裂、乳头水泡、乳头溃疡、乳头角化、乳头缺损。具体表现如下：

1. 乳头红肿：表现为乳头对触碰较为敏感的急性疼痛，是损伤早期。

2. 乳头皲裂：红肿继续进展容易导致乳头皲裂，母亲常感觉乳头针刺样疼痛，哺乳时明显，哺乳结束后疼痛渐缓解，乳头表面有小而浅的裂口，如图 9–1 所示。

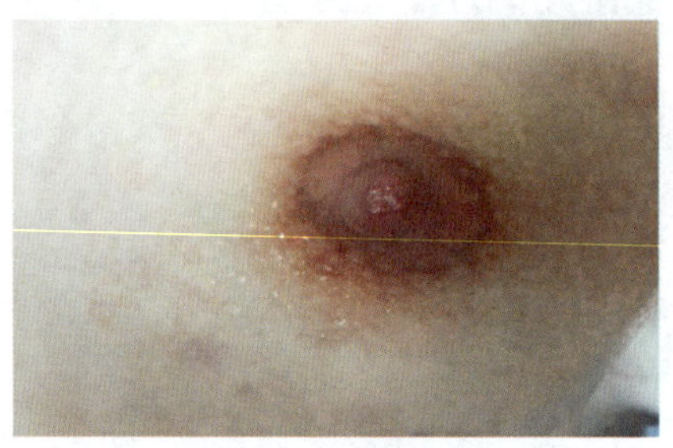

图 9–1　乳头皲裂

3. 乳头水泡：若乳头局部反复磨损，会出现乳头水泡，表现为乳头局部皮肤隆起，与正常皮肤界限清楚，内含透明的液体，有的水泡因富含乳汁而呈乳白色，有的大而单发，有的小而密集。

4. 乳头溃疡：在乳头水泡或乳头皲裂愈合的过程中，若病因未去除，婴儿继续反复不当吸吮乳头，乳汁反复冲洗创面，创面难以对合固定、干燥，造成乳头损伤愈合困难，往往在损伤部位出现修复与新鲜创伤并存的局面，部分在原创面出现白色、潮湿的不新鲜组织沉积，形成乳头溃疡，如图 9–2 所示。

5. 乳头角化：如果在原创面形成局部质硬干燥的角化物，即为乳头角化。

6. 乳头缺损：当乳头损伤较为严重，可出现乳头局部皮肤以及皮下组织缺损，即为乳头缺损，如图 9–3 所示。

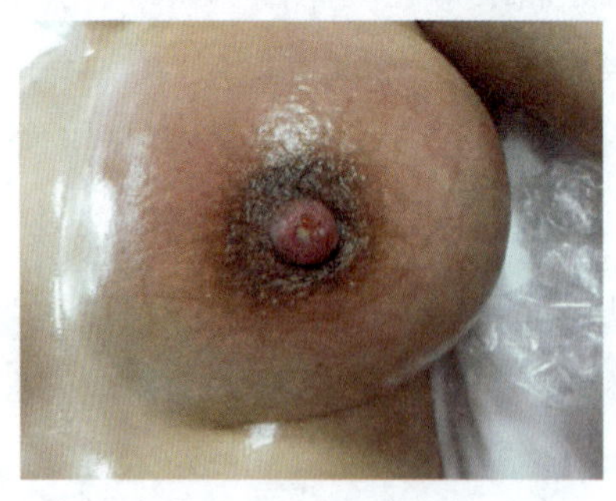

图 9–2　乳头溃疡

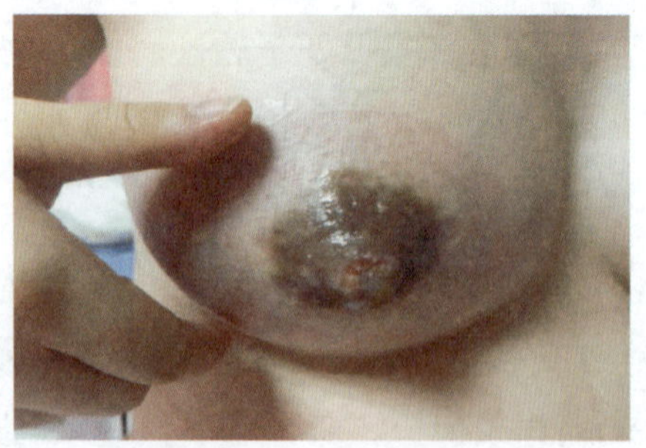

图 9–3　乳头缺损

三、乳头疼痛与母乳喂养支持

乳头疼痛的护理，最关键是要找到原因，对症处理。

1. 观察母乳喂养姿势及婴儿含接情况，若存在含乳不良的问题，及时调整哺乳姿势，确保婴儿含乳正确。

2. 若婴儿舌系带过短或存在其他口腔解剖方面问题，应转介至儿科医生诊治。

3. 若使用吸奶器等哺乳辅助设备，则需根据乳房的特点、乳头的大小选择适合的吸奶器罩杯，避免乳头摩擦受损。

4. 不要刻意用肥皂清洗乳房或用酒精擦拭，这会洗掉乳房上天然的油脂，容易造成乳头干燥、皲裂。

5. 存在乳头皲裂的母亲，可以在哺乳后挤出一定的乳汁，用清洁的手指将乳汁涂抹在乳头及乳晕上。这是因为母乳中含有抗感染因子及表皮生长因子，可起到滋润保护乳头的作用，促进乳头愈合。也可以涂抹羊毛脂或使用乳头保护罩。

6. 乳头疼痛合并乳汁淤积则需要通过哺乳或挤奶的方式尽快移出乳汁。

7. 若感染或乳头损伤持续存在，应转介至乳腺科医生诊治。

第二节 乳头扁平或凹陷

乳头内有乳腺管、感觉神经末梢和平滑肌纤维。这些组织通常有足够的弹性，可以被拉伸，能够伸入婴儿的口腔并触发正常吸吮和泌乳。有的母亲乳头看起来平平的，会让母亲担忧无法母乳喂养。然而，真正因严重的乳头凹陷而无法母乳喂养的情况很少见。因为婴儿有效含乳时，含住的是乳晕及乳晕下的乳房组织而非单独的乳头，婴儿含乳后可以通过吸吮刺激并拉伸乳头。

一、测试乳房伸展度

对于担心因乳头扁平或凹陷而影响母乳喂养的母亲，可以指导母亲测试乳房的伸展性。方法是：用拇指和食指轻轻挤压乳晕两边，正常情况下，乳头会突出，而扁平的乳头不会有反应，凹陷的乳头会缩回去。在怀孕期和婴儿出生后的第一周，乳房的伸展度会改善，所以，即使母亲的乳头在怀孕初期看起来有些扁平，但是婴儿出生后仍然能够顺利地吸吮乳房。

图 9–4、图 9–5 所示为扁平乳头。

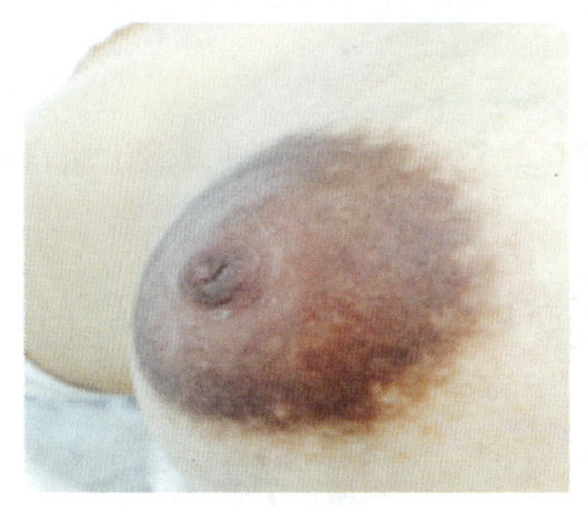

图 9–4　扁平乳头（一）

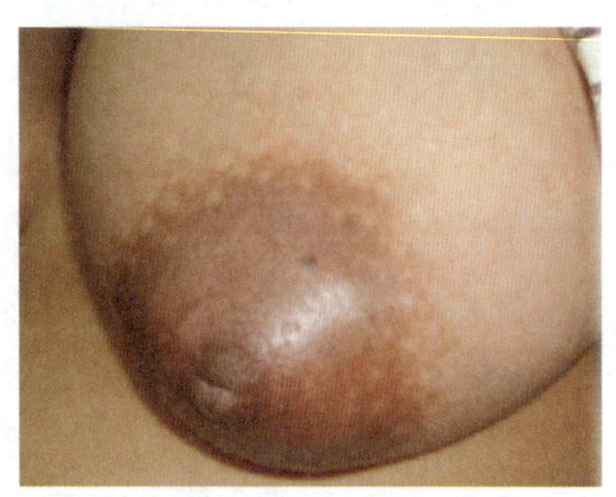

图 9–5　扁平乳头（二）

二、乳头凹陷类型

乳头凹陷程度各不相同，有些乳头只是轻微凹陷，婴儿可以不费力地把它吸出来，而有些乳头凹陷程度深，会造成婴儿含乳困难。一侧乳头扁平或凹陷，另一侧乳头正常的情况也很常见。真正不能成功哺乳的凹陷乳头很少见。根据乳头凹陷程度，可以分为三种类型：

Ⅰ型：乳头部分凹陷，乳头颈存在，能轻易用手使内陷挤出，挤出后乳头大小与常人相似，如图 9–6 所示。

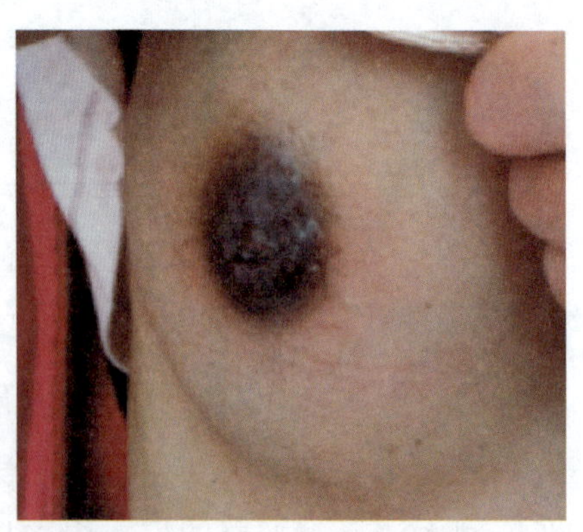

图 9–6　乳头凹陷Ⅰ型

Ⅱ型：乳头全部凹陷在乳晕之中，但可用手挤出乳头，乳头较正常的小，多半没有乳头颈部，如图 9–7 所示。

Ⅲ型：乳头完全埋在乳晕下方，无法使内陷乳头挤出，如图 9–8 所示。

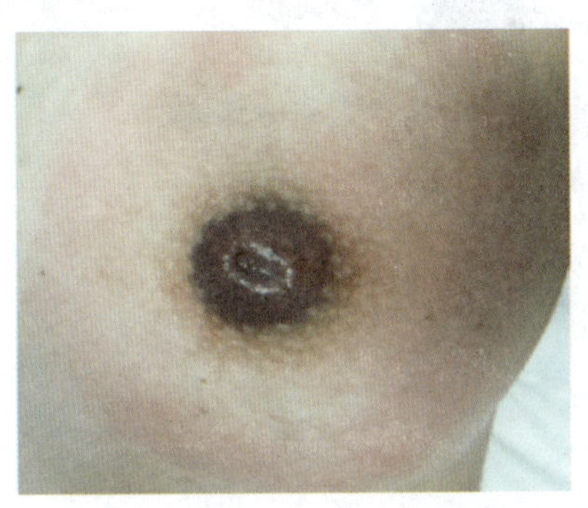

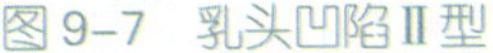

图 9–7　乳头凹陷Ⅱ型

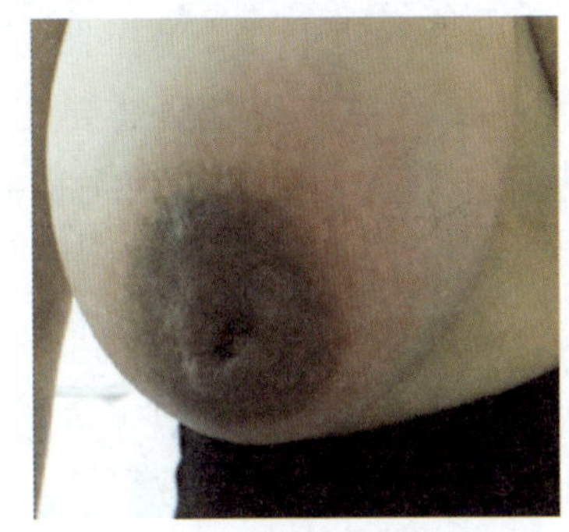

图 9–8　乳头凹陷Ⅲ型

不管哪一类乳头凹陷，都会不同程度地影响产后哺乳，而且局部难以清洗，下陷的部位易藏污纳垢，常引起局部感染，乳腺导管又与凹陷处相通，炎症可向乳腺内扩散而引起乳腺炎。

三、乳头扁平或凹陷与母乳喂养支持

对于担心乳头扁平或凹陷的母亲而言，产后第一次哺乳时的引导尤为重要。

1. 帮助母亲树立信心，说明婴儿吸吮的是乳房而非乳头，当婴儿吃母乳时，会使乳房伸展，一开始可能会有困难，但只要耐心坚持就会成功。

2. 分娩后要即刻让母亲与婴儿肌肤接触，尽早让婴儿吸吮乳房，不要等到乳房肿胀时再喂奶，这样会使婴儿更难以正确含接。

3. 在喂奶前可指导母亲用拇指和食指轻柔刺激乳头或提拉乳房组织，使乳头凸显，有助于婴儿更有效地感觉乳头而触发吸吮。

4. 当婴儿含接不好时，帮助母亲调整哺乳姿势，避免无效吸吮。

5. 可以尝试不同体位哺乳，有时不同姿势哺乳时婴儿会比较容易含接乳房。

6. 乳房肿胀也会导致未突出的乳头更加扁平，从而造成婴儿无法正常含乳，乳汁不能有效移出，乳房肿胀、乳头疼痛、乳腺炎就可能会接踵而来。因此在婴儿暂时无法正确含接吸吮使乳房变软的情况下，可使用手挤奶或吸奶器泵奶，将乳汁移出，消除肿胀。

7. 可尝试使用乳头牵拉器将乳头吸出（见图 9-9），或使用乳盾让婴儿更好含接（详见第十四章第三节乳盾的选择与注意事项）。通过一段时间这样的拉伸，部分母亲乳头弹性可有所改善。当婴儿在母乳喂养几分钟后显得不再饥饿时，母亲可尝试取走乳盾，逐渐使婴儿戒除乳盾。当婴儿没有饥饿、疲惫或沮丧时，他们会比较愿意在没有乳盾的情况下吸吮乳房。

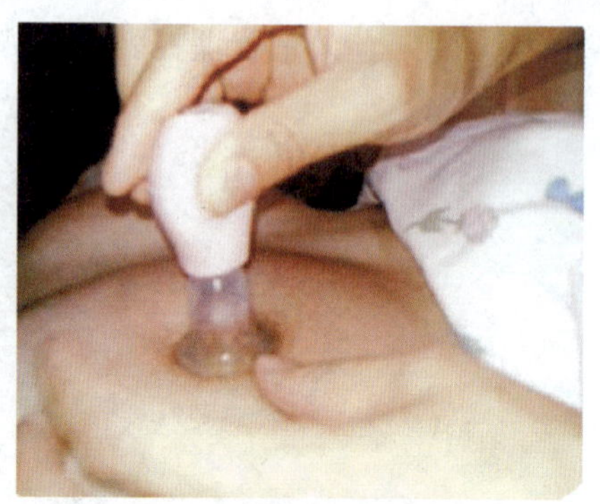

图 9-9　用乳头牵拉器将乳头吸出

8. 切忌使用奶瓶，以免引起乳头错觉，必要时可挤出母乳用喂杯喂给婴儿。

第三节　乳头血管痉挛

血管痉挛也称为雷诺现象，以血管收缩引起皮肤颜色变化为特点，主要发生在末梢血液循环差的部位，如手指、脚趾、乳头、耳朵、鼻子等部位。乳头血管痉挛是一种血管收缩导致乳头表面颜色变化的情况。

一、原因

乳头血管痉挛的发生机制为乳头末梢小动脉痉挛，引起局部组织缺血，继而引发乳头疼痛。多发于精神压抑、摄入咖啡因、有主动或被动吸烟史的母亲，当乳头或乳房接受冷刺激时易被诱发。可继发于妊娠期高血压综合征的母亲应用血管收缩性药物后，也可能与母亲患有免疫系统疾病、内分泌系统疾病有关。

二、表现

典型的乳头血管痉挛常发生在喂完奶、婴儿离开乳房后，这可能是因为外界比婴儿口腔温度低，乳头受冷刺激，很快地在几分钟甚至几秒钟内由正常颜色变成白色。母亲通常在乳头变白时有疼痛感，而在一段时间后，因血液回流到乳头，乳头会恢复正常的颜色。某些情况下，乳头呈现蓝色或紫色，最终恢复正常颜色。伴有明显的乳房针刺样、抽搐样、灼热样疼痛，伴或不伴乳头损伤。

三、乳头血管痉挛与母乳喂养支持

当母亲出现典型的伴有乳头颜色改变的乳头疼痛时，排除含接不良导致乳头损伤、感染等因素，应考虑乳头血管痉挛。可采取以下措施：

1. 避免乳头暴露在空气中干燥。当婴儿松开乳房时应立即用温暖的手或衣物罩住，沐浴后包裹乳房保暖后再走出浴室，避免冷空气接触乳头。

2. 采用乳头、乳晕保暖的措施，减少血管收缩性药物的使用，大部分母亲乳头血管痉挛的发作频率会降低。

3. 当母亲哺乳后血管痉挛疼痛明显时，可将干热的温毛巾外敷疼痛处，应避免湿敷，因为蒸发冷却可能会重新诱发血管痉挛。

4. 如果疼痛不能明显缓解，且发作频繁，应尽早转介至专业医生进行治疗。

5. 在治疗期间应给予母亲母乳喂养的支持，比如帮助母亲和婴儿找到适合的舒适哺乳姿势，哺乳后即刻对乳头保暖，能提高母亲的舒适度，从而增加持续母乳喂养的信心。

第四节　乳汁淤积

一、生理性乳胀

胎盘娩出后，母亲体内激素水平发生变化，在产后三天，乳房充盈产生肿胀现象是正常的生理过程，称为生理性乳胀。

生理性乳胀是乳房血液和淋巴液供应增加，乳房不会有很多乳汁。一般自然分娩第二天或剖宫产第三天开始出现生理性乳胀。随着婴儿吸吮到更多的乳汁，乳房会变软，当母亲与婴儿达到乳汁的供需平衡时，肿胀会逐渐减轻。

二、病理性乳胀

乳房过度充盈，乳汁不能有效排出，积聚在乳房内，乳房就会变得水肿、发亮、又硬又痛。肿胀的乳晕可能使乳头扁平，导致一些婴儿含接困难，无法有效移出乳汁。当哺乳期母亲分泌的乳汁因为导管阻塞而积存在乳腺导管系统中无法有效排出，表现为突然发生的乳房局部胀痛，伴或不伴发热，是乳汁淤积的常见情况。

三、原因

很多原因都会造成乳汁淤积。常见原因有以下几个方面：

1. 母亲乳头发育异常、水肿、炎症以及损伤等都可能造成乳汁排出不畅而导致乳汁淤积。

2. 婴儿口腔解剖结构异常（如舌/唇系带短、腭裂）、婴儿神经功能缺陷等均可导致乳汁不能有效移出或乳头损伤，进而发展成乳汁淤积。

3. 不正确的喂养模式、喂养次数突然改变、含接不良、母亲或婴儿生病、夜间长时间未移出乳汁、乳汁分泌过多、亲喂改为奶瓶喂养、母婴分离、使用吸奶器、突然断奶等也会导致乳汁淤积的发生。

原因可能是多方面同时存在的，需根据情况有针对性地解决。

四、表现

1. 乳汁淤积常表现为突发的乳房局部胀痛，哺乳后缓解不明显，如图 9-10 所示。

2. 乳房胀痛部位可触及明显肿块，甚至有些淤积的肿块表面可见索条状突起，如图 9-11 所示。

3. 部分可见乳头顶端白色小圆点或小水泡，水泡排出后，先流出“干酪样”乳汁，随后是正常乳汁。

4. 有些母亲的乳汁在被挤出时呈面条状或为长条形的脂状物。

5. 乳汁淤积初起无发热，无局部皮肤发红，若继续哺乳或采用手挤奶的方法不能有效缓解乳房肿痛，乳汁流出不畅，母亲的情况可能会继续加重，出现乳房局部皮肤红肿、发热，从而继发乳腺炎。

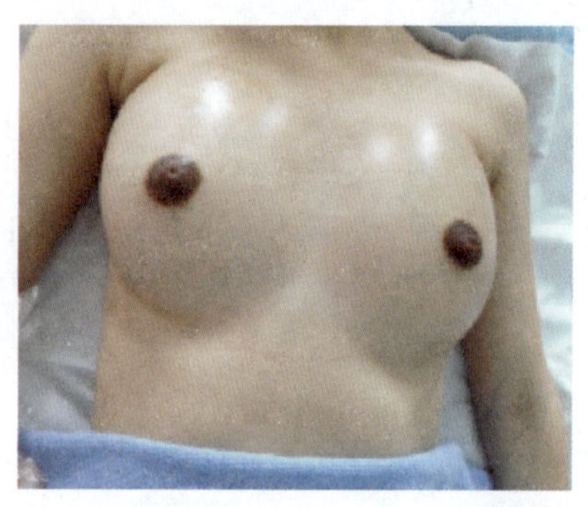

图 9-10　乳汁淤积（一）

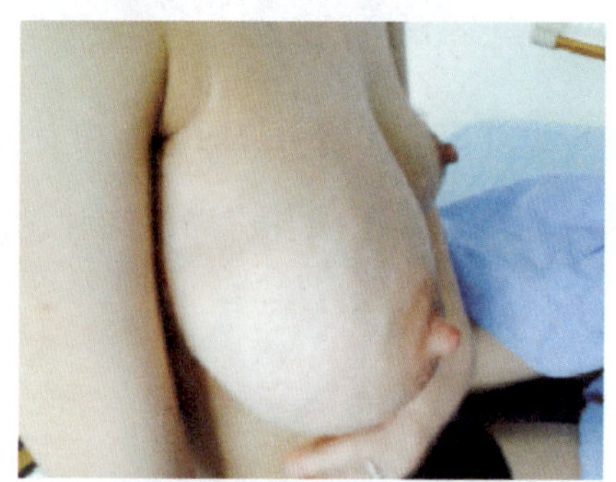

图 9-11　乳汁淤积（二）

五、乳汁淤积与母乳喂养支持

（一）预防

1. 母亲产后尽早开始哺乳，每天至少哺乳 8~12 次，避免不必要的母婴分离，按需哺乳而非按时哺乳。

2. 确定正确有效的婴儿含乳姿势，及时排出乳汁，避免乳头感染和损伤。

3. 如果母亲乳房发育异常，可尝试调整哺乳方式等技巧尽量加以弥补。

4. 若婴儿口腔解剖结构异常，则需转介至专科医生诊治。

（二）处理

1. 一般情况下通过正确的哺乳，调整不同姿势哺乳后，淤积的肿块会缓解并逐渐消退，无须特殊处理。

2. 采用婴儿鼻尖或下巴对着淤积肿块方向吸吮的方式有助于肿块的消退。

3. 延长每次喂奶时间，确定婴儿吸空乳房，直至乳房变软。

4. 如果因乳房肿胀导致婴儿无法吸吮，可通过手挤奶的方式挤出一定量的乳汁，使乳房变软后婴儿可正常含接。

5. 如果乳房水肿，可采用反向按压使乳头、乳晕软化，从而使婴儿可以顺利含接，使乳汁流出更顺畅。

6. 在喂奶间隔时可以冷敷乳房，以缓解疼痛、减少肿胀。

7. 在不影响母亲休息、不损伤乳房的情况下，可适当增加哺乳次数，哺乳时先喂淤积侧。

8. 上述方法无法解决时，需由专业人员手排奶。

9. 如果母亲出现乳房局部红肿，伴体温升高等乳腺炎的征象，需及时转介至乳腺科医生进行诊治。

（三）注意事项

1. 不要停止母乳喂养。

2. 部分母亲尤其是初产母亲常把正常的乳汁充盈误以为乳汁淤积，进行不必要的干预甚至过度处理，造成乳房损伤，从而增加了患乳腺炎、乳腺脓肿的风险。

3. 民间常见暴力通乳的非医疗专业操作极易造成乳腺管损伤，反而容易反复出现乳汁淤积。若局部组织损伤严重，淤积的乳汁可溢出导管进入间质，继发更严重的乳腺炎症。

第五节　哺乳期乳腺炎

哺乳期乳腺炎是指在哺乳期乳腺发生的炎症反应，不一定存在细菌的感染。当乳房肿胀或乳汁淤积时，虽无细菌感染，但机体发生了炎症反应，也可称为哺乳期乳腺炎。

一、原因

引发哺乳期乳腺炎的原因主要有细菌感染、乳汁淤积和母亲机体抵抗力下降等。

1. 当乳头皲裂或破损时，细菌可通过乳腺管逆行进入乳腺小叶，通过破损的乳头到达导管周围的淋巴系统以及血行感染等，进而造成乳腺炎。另有研究发现，健康母亲乳汁中的细菌处于平衡状态，而乳汁中菌群失调时也会引发内源性感染，造成乳腺炎。

2. 乳汁淤积也是哺乳期乳腺炎的常见原因。乳汁淤积的诱发因素如乳汁过多、未按需哺乳、突然断奶、外力导致的乳房受伤、乳房受压、无效含接等也可能导致哺乳期乳腺炎。

3. 母亲营养不良、精神压力大、疲惫、母亲或婴儿患病造成母亲抵抗力降低，也是哺乳期乳腺炎发生的诱因。

二、表现

哺乳期乳腺炎包含了从乳房肿胀、乳汁淤积到非感染性乳腺炎、感染性乳腺炎以及乳腺脓肿的全过程，通常表现为乳房局部皮肤发红、疼痛、乳房肿胀、皮温升高，母亲感到疲乏不适，伴或不伴发热，体温可上升至38.5℃以上。

三、急性化脓性乳腺炎

急性化脓性乳腺炎常发生于哺乳期，特别是初产妇产后1~2个月内，故又叫急性哺乳期或产褥期化脓性乳腺炎，中医称为“乳痈”。

（一）原因

乳汁淤积伴发细菌感染而发病，致病菌多为金黄色葡萄球菌，少数为溶血性链球菌，呈急性炎症表现，红肿热痛，寒战高热，通过乳头皮肤破损处或乳腺管侵入乳腺实质，大量繁殖破坏乳腺组织，形成多房性脓肿。

（二）表现

1. 淤奶肿块期或红肿期：主要表现在乳房的某一部分，通常是外上或内上象限突发肿硬胀痛，边界不清，多有明显的压痛。乳房皮肤的颜色正常或微红、或微热，可伴有突然高热寒战。若有乳头皲裂，哺乳时会感觉乳头像针扎一样疼痛，乳头表面可见一两个小脓点或很小的裂口（见图 9-12）。

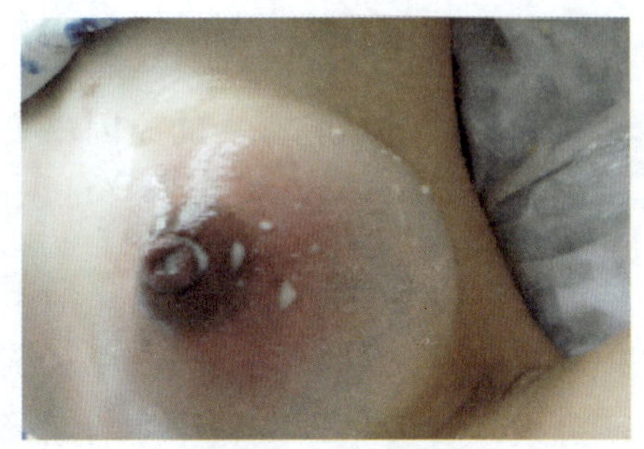

图 9-12　乳腺炎

2. 脓肿形成期：炎症继续发展，组织坏死会形成脓肿。肿块逐渐增大变硬，疼痛加重，乳房局部皮肤发红、灼热，常伴全身发热症状，同侧腋窝淋巴结肿大等。红肿热痛 2~3 天后，肿块中央渐渐变软，有波动感，中心红肿发亮，皮肤变薄，周边皮肤大片鲜红，穿刺会有脓液吸出（见图 9-13）。

3. 脓肿溃后期：脓肿成熟时可自行破溃或手术切开排脓（见图 9-14）。如果引流通畅，则局部肿消痛减，经换药创口逐渐愈合。如果引流不畅，经久不愈则转成慢性乳腺炎，也会形成乳瘘，即有乳汁伴脓液混合流出。

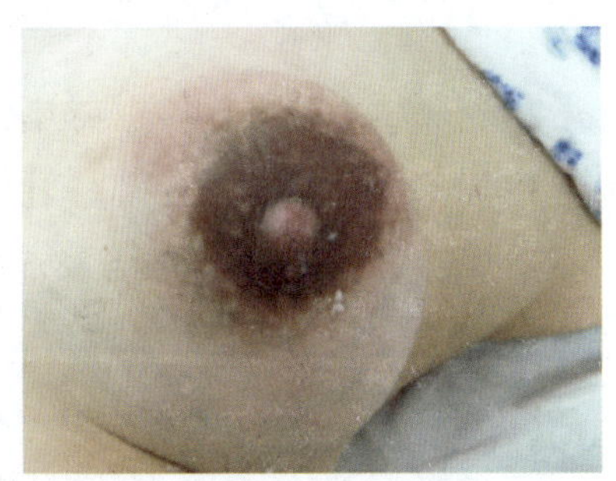

图 9-13　乳腺脓肿

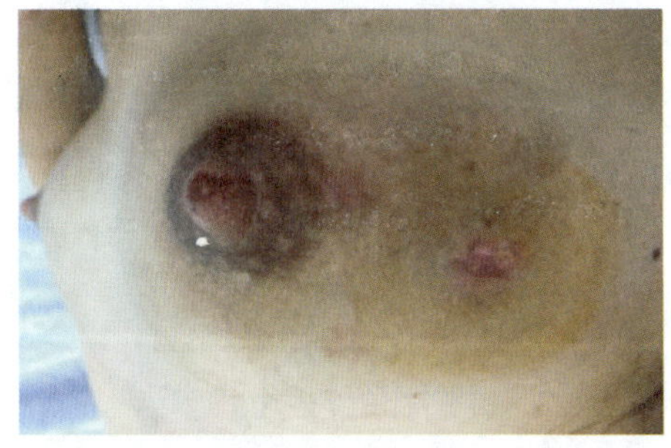

图 9-14　乳腺脓肿穿刺术后

（三）治疗

早期可以手法排乳，中药治疗，化脓以后则需要切开引流。

1. 急性化脓性乳腺炎治疗要尽早。早期乳腺炎以淤奶炎症为主，尚未成脓，可用超短波理疗，配合中医治疗效果更好。如果高热可遵医嘱配合抗生素治疗，在使用抗生素期间，需咨询医生是否可以哺乳。

2. 急性化脓性乳腺炎到了脓肿形成阶段，就需要及时切开引流。乳房脓肿最好不要等待自行破溃，因为脓腔常为多发或此起彼伏，自溃的破口不能彻底引流。一般来说，化脓性乳腺炎只要脓液出净，发热自退，以后就进入伤口愈合期，经换药伤口多在一个月内愈合。

四、哺乳期乳腺炎与母乳喂养支持

1. 由于乳汁淤积通常是乳腺炎的起始因素，因此乳腺炎的最重要预防措施就是频繁而有效地进行乳汁移出，可参照乳汁淤积的护理措施。

2. 不能够持续哺乳的母亲应使用手挤奶或者吸奶器将乳汁排出，保持泌乳，待条件允许后随时可以恢复哺乳。

3. 帮助母亲找到乳腺炎的发生原因，为母亲提供相关指导，以预防乳腺炎再发，消除母亲顾虑。

4. 突然中断哺乳比持续哺乳发展成乳房脓肿的风险更高。

5. 由于疲劳常常会诱发乳腺炎，应该鼓励哺乳母亲获得足够的休息，提醒家庭成员给予哺乳母亲更多的帮助。

6. 养成良好的手部卫生习惯，吸奶器等设备应在使用后做好清洁。

7. 为母亲提供心理支持，缓解母亲紧张、焦虑的情绪。

第六节　乳房湿疹

哺乳期母亲的湿疹多发于乳头、乳晕及其周围，可有渗液，少数个案会出现干燥和脱屑。

一、原因

哺乳期发生乳房湿疹可能是由于某些致敏物质引发，如肥皂、洗涤剂、化妆品、药物、易致敏食物、花粉、动物皮毛、染料、乳房受到摩擦等，也可能是由于疲乏、焦虑等精神因素诱发，也有些人是遗传性湿疹易感体质。

二、表现

乳房湿疹多双侧出现，反复发作。可仅涉及乳晕区或乳头乳晕同时出现，母亲感觉乳头、乳房烧灼样疼痛、瘙痒，检查可发现皮损与正常皮肤界限不清，湿疹局部表现多样，可为小丘疹、水泡，局部渗出、糜烂、结痂、脱屑交替或同时出现，甚至伴有局部皮肤增厚等。湿疹局部皮损会影响乳头乳晕区皮肤的弹性，常表现为皮损区域的裂伤，以乳头根部多见。

三、乳房湿疹与母乳喂养支持

患乳房湿疹的母亲可以继续母乳喂养，但由于湿疹存在，乳头皲裂和疼痛可能在哺乳时加重，会导致母亲放弃亲喂而采取吸奶器吸奶，继而引发乳汁量减少。

1. 应指导母亲注意乳房卫生，避免过多汗液堵塞毛孔，同时也要避免使用肥皂清洗乳房，避免使用毛巾过度摩擦乳房。

2. 避免乳房接触化纤、涤纶或海绵内衬等非纯棉衣物，减少防溢乳垫的使用。

3. 湿疹期间尽量避免鱼、虾、辣椒等易致敏和刺激性食物的摄入。

4. 乳房湿疹常采用局部类固醇激素进行治疗，需要注意的是，因乳房湿疹的局部皮损容易造成“细菌定植”，可能增加哺乳期乳腺炎的风险，故需及时转介至皮肤科或乳腺科医生诊治。

5. 当母亲的乳头长期使用类固醇激素治疗时，应监测婴儿的健康情况。

6. 如果母亲使用吸奶器吸奶，吸奶器的吸乳罩可能会摩擦乳房，刺激患有湿疹的皮肤，导致皮肤损伤，可以用安全的食品级橄榄油润滑塑料材质的吸奶器吸乳罩。

第七节　真菌感染

当母亲患病或长期使用抗生素、激素及免疫抑制剂时，容易被真菌感染。念珠菌是哺乳母亲乳房真菌感染中最常见的真菌。

一、原因

念珠菌为条件致病菌，是存在于人体的正常菌群之一，常寄居在人体的皮肤表面、口腔黏膜、泌尿生殖道及胃肠道等。乳房念珠菌感染多发于阴道有念珠菌感染的孕产妇、母亲或婴儿使用抗生素、乳头有破损、婴儿有鹅口疮的情况，另外使用安抚奶嘴、奶瓶喂养或使用吸奶器等哺乳器具均会增加母亲乳房真菌感染的风险。

二、表现

乳房真菌感染时的典型表现为乳房皮肤改变和特征性乳房疼痛。

1. 乳房皮肤改变：多见于乳头、乳晕区，皮肤红而发亮，瘙痒明显，可伴有丘疹或糜烂。当真菌感染时间长或反复发作时，局部皮肤干燥，可出现皲裂及明显疼痛。

2. 特征性乳房疼痛：乳房疼痛特点与哺乳无关，常在哺乳间隙时出现，乳房深部位置不固定的针样、烧灼样疼痛，可放射到整个乳房及肩背部，持续时间长短不等。通常治疗乳头疼痛的方法都无效。

3. 母婴同时感染真菌时，婴儿会有鹅口疮或臀部尿布疹的表现。

4. 真菌感染也常在抗生素治疗后出现，如母亲或婴儿正在接受抗生素治疗或刚结束一段抗生素疗程时，母亲乳头突然开始疼痛，也有可能是真菌感染。

三、真菌感染与母乳喂养支持

1. 乳房真菌感染可正常母乳喂养。如果母亲乳房皮肤损伤严重，疼痛明显，可指导母亲采用手挤奶的方式挤出乳汁喂给婴儿，好转后恢复亲喂。

2. 母亲发生乳房真菌感染时应不要过度使用奶瓶、吸奶器，婴儿尽量避免使用安抚奶嘴，做好消毒。

3. 每日清洗文胸及乳垫，避免家人衣物同洗。

4. 乳头乳晕部位的真菌感染可遵医嘱使用局部外用抗真菌药物治疗，如制霉菌素、两性霉素 B、克霉唑、氟康唑等，在哺乳后将局部外用药涂抹于感染部位，在下次哺乳前清洗干净。同时治疗婴儿的鹅口疮或尿布疹。

5. 若母亲合并阴道真菌感染，应与性伴侣同时接受抗真菌治疗。

第八节　乳汁不足

乳汁不足是指母亲未能“制造”满足婴儿生长发育所需的足够乳汁。乳汁不足是母亲停止母乳喂养的主要原因。真正的乳汁不足可能有多种原因，经常是多重因素造成的。

母亲经常会将频繁的哺乳、婴儿哭闹归因于自己乳汁不足。其实，在妊娠期乳房就具备了分泌乳汁的功能，开始产生初乳，胎盘娩出以后，乳汁大量分泌，到产后 2~3 天乳房充盈，产后几周内，乳房开始进行调整，根据乳汁的移出量来调节乳汁产量，逐渐达到平衡。

一、原因

母亲乳头异常、乳头穿孔、行环状乳晕切开等乳房手术、乳腺组织发育不全、母亲患病、食物摄入不足等因素均可造成乳汁分泌不足。由于胎盘残留、分娩中静脉滴注催产素、第二产程时间长等因素会导致在分娩后的泌乳晚于 72 小时启动。

但造成乳汁分泌不足的主要原因是干扰了乳房的供需平衡，如母婴分离、中断或延迟母乳喂养、没有及时移出乳汁、哺乳姿势不正确、乳房持续肿胀、乳头疼痛、限制哺乳次数、未按需哺乳等。婴儿方面的原因如口腔解剖结构问题、早产等因素使婴儿不能通过移出乳汁来维持母亲足够的泌乳量。

二、表现

母乳不够充足的表现有以下几点：

1. 喂奶时听不到婴儿的吞咽声。

2. 婴儿吃奶时间长，常常会放弃乳头大哭不止。

3. 哺乳后婴儿哭闹不止，睡不踏实，出现觅食反射。

4. 婴儿大小便次数减少，量少，体重增长缓慢或停滞。

三、乳汁不足与母乳喂养支持

根据乳汁不足发生的原因进行干预。

1. 做到早接触、早吸吮、频繁吸吮，婴儿的吮吸刺激越早，乳汁分泌就越早。

2. 按婴儿饥饿需求哺乳而非按时哺乳，每 24 小时应哺乳 8~12 次。先吸空一侧乳房再吸另一侧乳房。

3. 掌握正确的含接姿势及喂哺姿势。

4. 及时处理哺乳时乳头疼痛问题，不随意添加配方奶和使用安抚奶嘴，当不能亲喂时，母亲应手挤或使用吸奶器移出乳汁。

5. 乳房的乳腺管是否通畅影响泌乳，如果不通畅，需做乳腺疏通治疗。

6. 学会判断婴儿是否得到了足够的母乳。

7. 产后饮食多样均衡、营养丰富。

8. 哺乳期焦虑、烦忧、恐惧等情绪变化会通过神经反射而影响乳汁分泌与排出。应保持心情舒畅、睡眠充足、保持自信，指导家人给予支持。

四、自觉乳汁分泌不足

即使乳汁分泌量是足够的，母亲可能会因为婴儿的行为表现或个人经验而误以为自己乳汁分泌不足，例如频繁哺乳、哺乳持续时间长、婴儿哺乳后烦躁、推开乳房、哭闹等现象。有的母亲也会因为乳房胀奶感觉减少、漏奶情况消失而认为是乳汁分泌减少。

其实，母亲的乳汁分泌量与婴儿的需求量是相匹配的。出生后第一天婴儿的胃容量为5~7毫升，第二天为10~13毫升，之后胃容量逐渐增加，母亲的泌乳量也随之增加。婴儿出生头几天到几周，都会有密集哺喂时段和猛长期，会要求被频繁哺喂，这是正常现象。当母乳分泌达到稳定状态，母亲和婴儿供需平衡后，胀奶、漏奶的情况会慢慢减少或消失。应帮助母亲树立信心，教会母亲通过婴儿体重增长情况判断是否得到了足够的母乳。

第九节　乳房手术

一、隆胸术

隆胸术作为乳房塑形的重要手段之一，近年来越来越受到关注。通过隆胸术可有效地增大乳房体积和胸围，美化乳房形态，适用于乳房不对称、腺体发育不良、产后乳腺萎缩等情况。

（一）手术方式

隆胸术常见的手术方式主要有假体隆胸术、注射隆胸术和自体脂肪植入隆胸术。

1. 假体隆胸术

假体隆胸术是通过腋窝、乳房下皱襞、乳晕部位切口放入乳房植入物，将假体植入乳腺深面或胸大肌深面，使乳房抬起，达到隆胸的目的，如图9–15所示。术后并发症主要有：包膜挛缩、血肿、感染、增生性瘢痕、假体破裂及感觉麻木等。

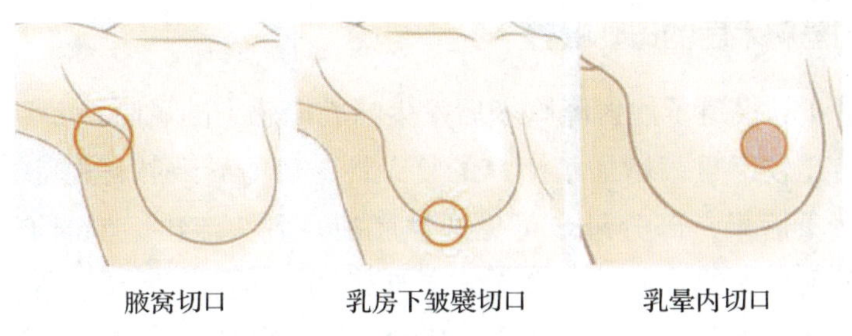

图 9-15　隆胸术切口位置

2. 注射隆胸术

注射隆胸术俗称奥美定，是通过小针管把亲水性的聚丙烯酰胺水凝胶（奥美定）注射进去，让胸部膨胀起来，具有操作简单、创伤小、无瘢痕等优点。并发症包括：局部麻痹，乳头改变，乳房肿块、硬结或血肿，凝胶发生渗漏和移位等。目前因发现奥美定具有神经毒性已停止使用。

3. 自体脂肪植入隆胸术

相对于其他人工填充物，自体脂肪注射隆胸具有如下优点：无异物排斥反应、创伤小、手术痕迹不易察觉、乳房手感与真实手感无异、乳晕皮肤与乳头皮肤感觉无异常、乳头勃起功能正常等。但是自体脂肪隆胸也存在移植颗粒硬结、脂肪移植细胞成活率低等问题，进而造成手术失败或疗效不佳。

（二）隆胸术与母乳喂养支持

隆胸术是否会影响哺乳取决于手术方式、切口的选择、对乳腺解剖结构的破坏程度等多种因素。在大多数情况下，即使胸部有填充物也可以哺乳。

1. 假体隆胸术后的母乳喂养

由于对乳房组织破坏较少，假体隆胸术术后对哺乳功能影响较小。如果手术切口位于乳房下的褶皱里或是靠近腋下，乳腺管未受影响，手术就不会影响泌乳功能。如果乳晕附近有切口，乳腺管和神经可能已经被切断，虽然被切断的乳腺管和神经有可能再生，但仍会减少泌乳量或乳汁流量。所以需密切观察婴儿的大小便和体重增长情况，如果婴儿无法从乳房获得足够的乳汁，可以补充奶量，同时继续母乳喂养。

2. 注射隆胸术后的母乳喂养

有大量文献报道了注射隆胸术后发生哺乳期感染的风险，一旦化脓感染，病情往往会比较严重，增加了治疗的复杂性，可能导致脓毒血症、溃烂、乳房切除等严重后果，部分母亲可见混浊脓液自乳头流出。同时有报道显示，即使手术干预也无法彻底清除奥美定，残留物质可能会持续刺激乳腺组织和导管，导致慢性感染。目前对于已怀孕的奥美定注射隆胸者，建议放弃哺乳，产后立即采取回奶措施。

3. 自体脂肪植入隆胸术后的母乳喂养

目前没有证据显示自体脂肪植入隆胸术后不能哺乳，因此，应鼓励母亲母乳喂养。

二、缩乳术

缩乳术是一种以切除部分多余的乳房皮肤、乳腺组织并进行乳房再塑形的手术方式，如图 9–16 所示。

由于缩乳手术方法多种多样，对于术后哺乳功能的影响程度也不尽相同，很难预测缩乳术对几年后的母乳喂养有何影响，很大程度上取决于做手术的时间、乳腺管的损伤以及神经是否被切断。

但无论采取何种手术方式，术中保留尽可能多的腺体组织，避免损伤乳腺管，并注意保护乳头乳晕血供及神经，大多数患者术后能顺利哺乳。需要注意的是，如果哺乳过程中出现异常情况或影响到婴儿体重增长，要及时转介专科医生诊治。

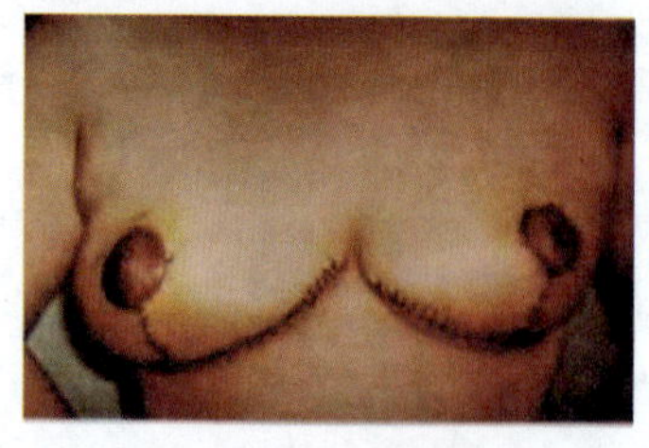

图 9–16　缩乳术①

① 图片来源：任钰雯，高海凤. 母乳喂养理论与实践［M］. 北京：人民卫生出版社，2018.

第十节 乳腺肿瘤

一、乳腺纤维腺瘤

乳腺纤维腺瘤是最常见的乳腺良性肿瘤，发生于乳腺小叶，为无痛性混合肿瘤。

（一）原因

可能与体内雌激素水平升高或局部组织对雌激素的敏感性增强、基因、环境变化、某些药物的影响等因素有关。

（二）表现

主要表现为与月经无关的乳房内肿块，生长较为缓慢，无疼痛感，易于推动，患者多无自觉症状。

（三）乳腺纤维腺瘤与母乳喂养支持

1. 临床查体、超声和粗针穿刺三联检查是诊断乳腺纤维腺瘤的金标准，超声、穿刺等检查一般不影响哺乳。

2. 有乳房肿块的母亲需转介至乳腺科医生处诊治，由医生根据情况判断继续观察或手术。

3. 观察随诊期间，母亲可以照常进行母乳喂养。

4. 对需要进行手术的母亲，可结合婴儿年龄、目前母乳喂养状况，确定最佳的手术时间。指导母亲配合医生做好术前、术后相关的哺乳安排，比如在手术期间的婴儿喂养，术前挤奶，术后恢复哺乳等。和医生充分沟通，采取微创或对乳晕损伤较小的手术方式，对母乳喂养影响较小。

5. 对于既往有手术史的母亲，应鼓励其正常母乳喂养。

二、乳腺导管内乳头状瘤

乳腺导管内乳头状瘤属于乳腺良性肿瘤，多见于经产女性，在乳房良性肿瘤中的发病率仅次于乳腺纤维腺瘤。常单个或多个发生在接近乳头的扩张乳管中或生长在乳头附近与乳管连通的囊肿中。乳头状瘤很小，带蒂且有许多绒毛突出于薄壁血管，极易出血。

（一）原因

多数学者认为乳腺导管内乳头状瘤主要与雌激素水平增高或相对增高有关。由于雌激素的过度刺激，引起乳管扩张，上皮细胞增生，形成乳管内乳头肿瘤。

（二）表现

乳腺导管内乳头状瘤常以乳头血性溢液为首发症状，因此母亲发现乳头有血性分泌物时要及时就医，确诊病因，根据病情确定进一步治疗方案及母乳喂养方案。

（三）乳腺导管内乳头状瘤与母乳喂养支持

1. 乳头分泌血性乳汁期间停止哺乳。

2. 保持乳汁流出通畅，有乳胀感即用吸奶器吸出乳汁，观察乳汁的颜色、量，血性乳汁消失后，可继续哺乳。

3. 出院后继续观察乳汁的颜色、量，若乳汁流出不畅可用吸奶器抽吸，不应用力挤压乳房，以免挤破病变处血管，再次引发血性乳汁。若再次出现血性乳汁及时就医。

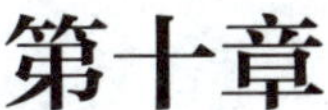

第十章

哺乳常见问题处理与保健方法

第一节 肌肤接触

早期肌肤接触是指在产后即刻将没有包裹的新生儿放在母亲裸露的胸前，皮肤贴皮肤地亲近。健康足月儿如果在出生后直接与母亲肌肤接触，可引发一系列的自发性行为。

一、肌肤接触的优点

肌肤接触能让新生儿生命体征更平稳，促进新生儿的自发性寻乳行为，大大增加母乳喂养的成功率，减少婴儿哭闹、使母亲情绪更平静，以及使母亲对婴儿的需求更敏感、更有能力照顾好婴儿。

二、肌肤接触的步骤

1. 母亲坐在放软垫的椅子上，舒服地靠着，半躺半坐，也可以坐在床上或沙发上。

2. 母亲解开衣服，脱下内衣，裸露皮肤，把同样裸露的婴儿放在母亲身上，用毛毯把母婴包裹起来，如果室温较低，也可以给婴儿戴帽子。

3. 母亲把手放在婴儿的后背，感受他、抚摩他、保护着他，如图 10-1

所示。

4. 父亲同样可以做肌肤接触。在和父亲肌肤接触之前可以先让母亲喂饱婴儿。

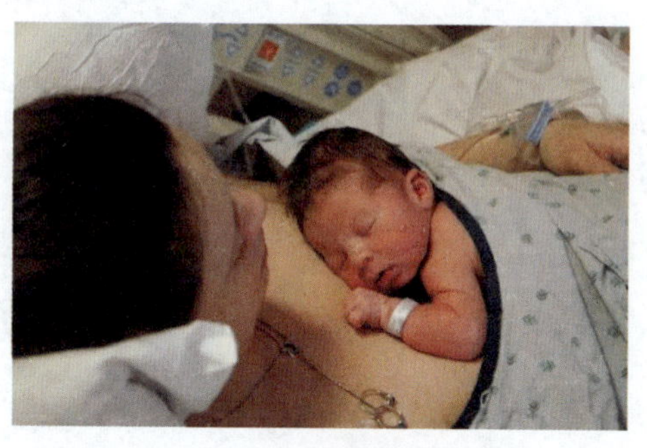
图 10-1　肌肤接触[①]

三、注意事项

1. 在做肌肤接触时，应确保母亲是意识清醒的，婴儿生命体征平稳。

2. 注意母亲和婴儿的位置，是否存在不安全因素。

3. 将婴儿头偏向一侧。

4. 肌肤接触不是把婴儿直接放到母亲的乳房上，只要把婴儿放到母亲的胸前，让婴儿自己开始寻乳。

5. 给予母婴充足的时间，不要催促。

第二节　手挤奶

手挤奶可用于缓解乳房充盈，刺激泌乳以及为婴儿提供乳汁。

一、手挤奶的优点

手挤奶的优势在于没有成本、方便、易学、不损伤乳头。手挤奶与吸奶器相比，乳房的感受会更为舒适，而且根据乳房的感受反馈，手挤奶也能做出更细致的调整。

二、手挤奶的步骤

1. 彻底清洁双手。

① 图片来源：https://www.flickr.com.

2. 准备清洁的宽口容器收集乳汁。

3. 采取一个舒适的姿势，身体放松。

4. 手呈 C 字形握住乳房。

5. 拇指放在乳晕上方，其余四指在乳晕下方（与拇指相对）托住乳房，拇指、食指距离乳头根部约 2 厘米的距离。

6. 先向胸壁下压，再两指相对挤压，放松，反复下压、挤压、放松，如图 10-2 所示。

7. 刚开始并没有乳汁流出，挤压几次后，乳汁开始滴出。当喷乳反射活跃时，乳汁才会喷出。

8. 以相同的方式，从各个方向挤奶，使不同部位的乳腺管内乳汁流出。

9. 当一侧乳房流速减慢时可换到另一侧，轮流挤 5~6 次，总共挤奶时间 20~30 分钟。

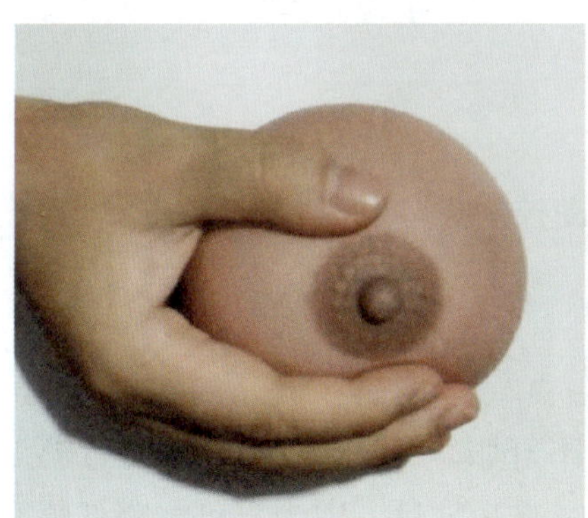

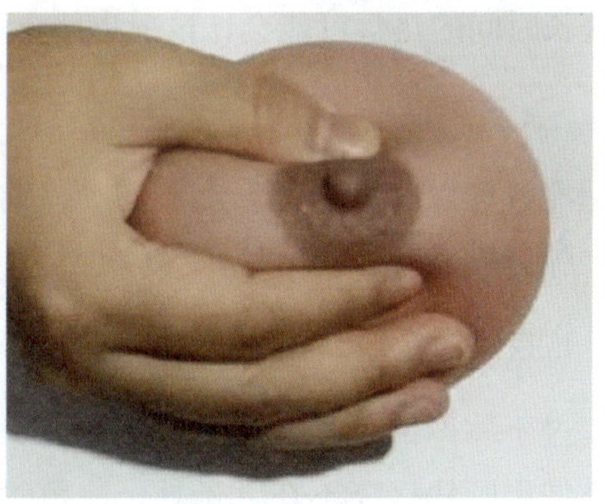

图 10-2 手挤奶

三、注意事项

1. 挤压乳房不要压得太深、太用力，不要挤压乳头本身。

2. 正确的挤奶方式不会让人感觉很痛。

3. 挤奶时，避免手指摩擦或在皮肤上滑动。

4. 需要不断练习才能掌握如何更有效率地挤奶。

5. 尽管每个母亲在母乳喂养时都应该学习将乳汁从乳房中移出的方法，但无论如何挤奶或泵乳都不如精力充沛的婴儿吸吮乳房更有效。

第三节　冷热敷

一、热敷

热敷的作用是加速血液循环，使母亲放松和刺激泌乳，还能让乳房组织短时间内变得柔软。每次喂奶前可不必做特殊处理。想要增加泌乳量时，可酌情采用温热毛巾热敷 3~5 分钟，以移出乳汁为关键。

注意事项：热敷的温度不能过高，在乳房出现红、肿、热、痛的时候，频繁长时间的热敷可能会让情况更严重。

二、冷敷

冷敷可以降低局部温度，消肿，辅助控制炎症和减痛，适用于乳房出现红、肿、热、痛等情况时。

1. 凉毛巾冷敷

过于冰冷的毛巾也会让母亲感觉到不舒服，可使用 25~30℃的常温湿毛巾。如果肿块疼痛不在乳晕处，冷敷时应避开乳晕，因为有可能降低喷乳反射。

总之，冷热敷只是辅助手段，当乳房肿胀、疼痛等情况发生时，只有找出引发这种状况的原因，才能针对原因减少此类情况再次发生，比如关注婴儿的含乳和吸吮、哺乳间隔是否过长，是否过度泌乳，不恰当的护理方法等。

2. 硫酸镁湿敷

50% 的硫酸镁溶液是一种高渗溶液，可起到消肿的目的。将硫酸镁粉加冷开水调成浓度为 50% 的溶液，水温为 10~20℃，浸湿无菌纱块呈饱和、不滴水的状态。母亲取平卧位，将纱块平整地敷于乳房肿胀部位，避开乳头处，待纱块干燥后更换。

3. 卷心菜冷敷

卷心菜可用来减轻乳房肿胀，使用步骤如下：

（1）选择新鲜、菜叶薄一些的卷心菜。

（2）使用前清洗干净，将硬的茎剪掉，如果菜叶比较贴合就可以直接放上去。须注意，菜叶要贴合乳房，如果不够贴合可以适当擀平。

（3）把菜叶放在肿胀的位置，通常 20 分钟左右，直到肿块变软，在 24 小时内重复三或四次，或直到充血消褪。

（4）把卷心菜叶放在文胸里（见图 10–3）或者用保鲜膜裹上就不会影响到母亲正常活动。

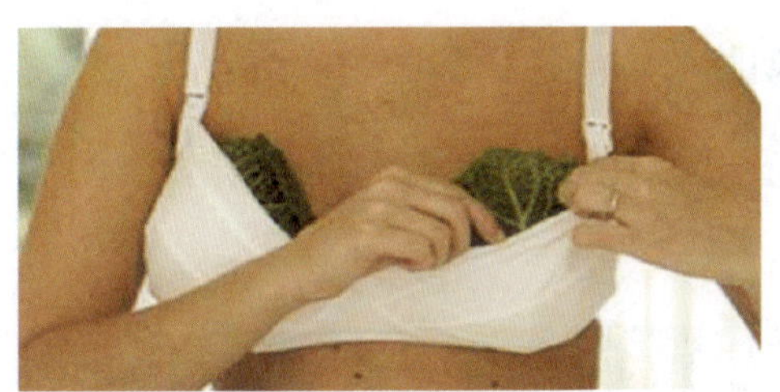

图 10–3　卷心菜冷敷[①]

三、中药外敷

芒硝外敷具有清热解毒、消肿止痛的作用，可用于乳汁淤积、乳腺炎的治疗。将芒硝打碎成粉末状，用纱布包裹，敷于乳腺肿块处，外敷的范围尽量大于肿块，并避开乳头处。用绷带固定或直接置于母亲内衣内，芒硝结块变硬后更换。

① 图片来源：http://www.extremereaders.com.

第四节 反向按压

一、反向按压的优点

反向按压可改变乳头和乳晕处的水肿，使乳头乳晕软化，从而使婴儿能够顺利含乳，使乳汁流出更通畅。

二、反向按压的步骤

1. 母亲平躺于床上。

2. 以乳头为中心，手指立于乳晕上方。

3. 手指微弯，朝胸壁方向按，如图 10–4 所示。

4. 或以双手的食指、中指、无名指并列于乳晕两侧按压，如图 10–5 所示。

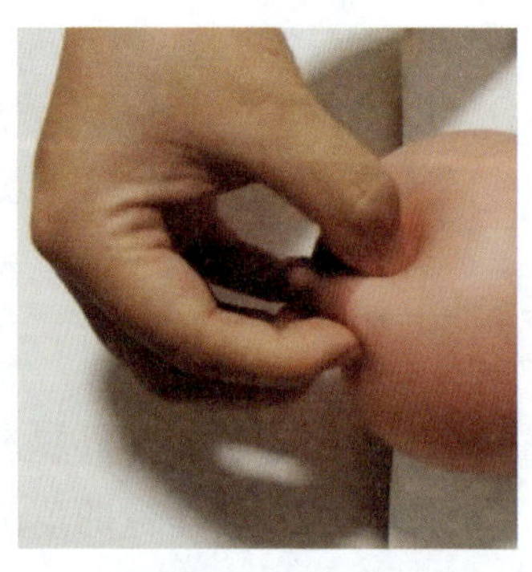

图 10–4 单手按压

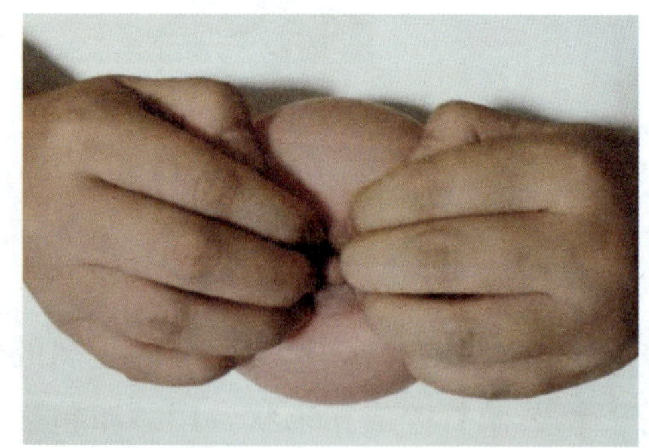

图 10–5 双手按压

5. 也可请他人以食指和中指协助按压，第一指关节触碰乳头，或请他人以拇指协助按压，两手拇指伸直，用指腹平稳地放置在乳头两侧，移动 1/4 圈，在乳头上下方处重复上述步骤，如图 10–6、图 10–7 所示。

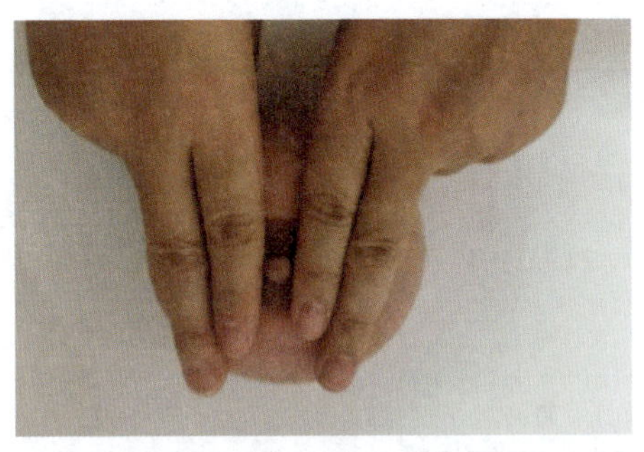

图 10-6　他人以食指、中指协助按压

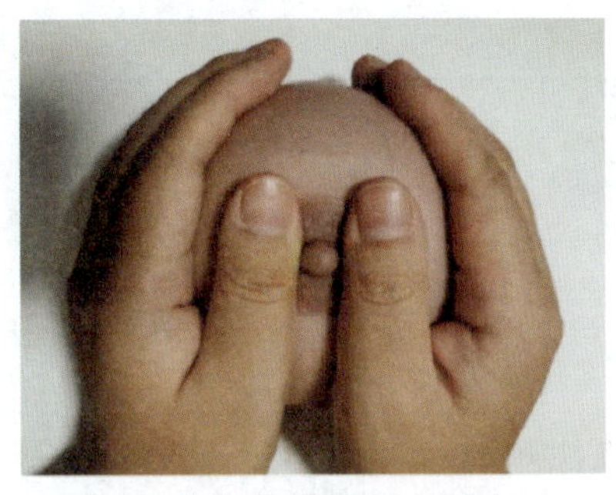

图 10-7　他人以拇指协助按压

三、反向按压的注意事项

1. 操作者应修剪指甲、清洁双手。

2. 按压时要持续且稳定，注意力道，避免疼痛。

第五节　母乳储存

一、母乳储存容器

常用的母乳储存容器有储奶袋、玻璃储奶瓶及聚丙烯（PP）塑料储奶瓶。储奶瓶和储奶袋的区别见表 10-1。

表 10-1　储奶瓶和储奶袋的区别

项目	储奶瓶		储奶袋
	玻璃瓶	聚丙烯（PP）塑料瓶	
储存容量	较大	较大	较小
储存环境	推荐冷藏	推荐冷藏	冷冻、冷藏皆可
抗摔性	易碎	耐摔	有破裂风险
耐耗性	可重复使用	可重复使用	一次性

续表

项目	储奶瓶		储奶袋
	玻璃瓶	聚丙烯（PP）塑料瓶	
携带	较重	携带方便	需避免挤压
直接连接吸奶器	可以	可以	部分品牌可以
直接安装奶瓶哺喂	可以	可以	不可以

二、母乳储存时间

母乳具有抗菌性，因此储存过一段时间的母乳仍然具有极大的营养价值。母乳储存方法不同储存时间也不同，见表 10–2。

表 10–2　母乳储存时间

储存方法	温度（℃）	储存时间
室温	＜ 26	4 小时最佳，6 小时可接受
绝缘的冰包	≤ 4	24 小时
冷藏	＜ 4	3 天最佳，8 天可接受
单开门冰箱的冷冻室	−15	两周
有独立门的冷冻室	−18	3~6 个月
深度冷冻	−20	6~12 个月

三、储存母乳的使用

1. 应先喂新鲜吸出的乳汁，其次选择最早储存的乳汁。

2. 乳汁可以在热水容器中快速解冻（不超过 40℃），也可以在冷藏室或室温下解冻。

3. 在室温下解冻，需要监测乳汁状态，在没有完全解冻且仍然有冰块时才可以再次冷藏。

4. 不要把母乳存放在冰箱门一侧，而是要放到冰箱深部，应远离自动除霜冷冻室的加热器。

5. 储存乳汁的容器应密封，避免污染。

6. 储奶袋不要装得太满，要预留乳汁冷冻后膨胀的空间。

7. 母乳含有脂肪，储存后会有分层现象，使用前轻轻摇晃使脂肪混合均匀。

8. 冷藏母乳并非一定要加热，一部分宝宝喜欢吃凉的奶，可以直接吃冷藏奶。

9. 不建议将新鲜挤出的乳汁加入冷藏或者冷冻的乳汁中，最好等乳汁温度相同后再混合。例如前面吸出的乳汁已经冷藏了，后吸出的乳汁也建议先冷藏后再加入前面的乳汁里。

10. 切记不要使用微波炉加热、解冻母乳。

第六节　离乳

一、离乳概述

离乳是幼小的生物个体从母乳转移到其他形式的营养状态或从以前的习惯或联系中脱离。从生理角度来看，给婴儿离乳，不单单是一个行为，而是一个婴儿从乳房以外的地方得到食物的过程。正常情况下，加入固体食物是离乳的开始，同时继续哺乳，直到逐渐增加固体食物数量、终止哺乳，即离乳是从婴儿第一次接触到母乳以外的食物开始，结束于最后一次的哺乳。

人们常常把离乳看作是一次性的事件，但其最理想的状态应是一个过程。母亲们的离乳方式各有不同，有突然终止的，也有循序渐进的，离乳过程可能耗时几天、几周，甚至数月。实际上，离乳是一个涉及营养、免疫、微生物、生化、心理等复杂因素的调节过程。

离乳也不同于回奶、断奶。回奶是指使母亲乳房不再产生乳汁的行为。断奶是指婴儿离断了乳汁而从其他食物中获取营养。其实婴儿从一种喂养方式转换到另一种喂养方式需要一个较长时间过渡，而回奶和断奶大都是突然式的。

导致离乳的原因是多样性的。在产后早期，母亲往往担心乳汁不足，而给婴儿添加其他食物，或各种原因造成乳汁减少而离乳；晚期的离乳与母亲工作和某些社会原因有关。当婴儿快1岁时，因当地文化等因素，误认为这是断奶的时间等，这些都是造成纯母乳喂养和长期母乳喂养率低的原因。

离乳后母亲乳房进入复旧期。

二、离乳时间

（一）世界卫生组织提倡的母乳喂养时间

母乳喂养是最自然和最优的哺育婴儿的方法，没有母乳喂养的母婴会面临许多长期和短期的健康风险。离乳时间是在满足婴儿营养和发育的需求基础上确定的。世界卫生组织推荐对婴儿进行纯母乳喂养6个月，开始添加辅食，继续喂养至2年或更久。

（二）添加辅食的前提条件

婴儿行为发展里程碑和胃肠道的发育对于离乳的开始都起着很重要的作用。母乳喂养的婴儿因为母亲食物的味道每天不同，比配方奶婴儿接触到了更多的味道，所以在添加固体食物时会更加顺利。在6个月大时给婴儿添加固体食物的主要原因是：（1）婴儿的消化系统更成熟，肠道内壁大约在6个月大时才能发展出完善的保护层，抵御过敏原。（2）挺舌反射消失。新生儿有一种先天性的非条件反射——挺舌反射，即舌头会将进入嘴里的固体食物或勺子推出，这个反射一般会在出生后6个月左右消失，7~9个月时，不管婴儿有没有萌出牙齿都会出现规律的咀嚼现象。咀嚼—吞咽反射的发展是固体食物添加的必要前提。（3）婴儿具备良好的头部控制能力，头部能够保持竖直、稳定的姿势，并且能够自如地抬起自己的头，有基本的手、眼协调能力，能把食物放进嘴里。（4）婴儿对固体食物表现出兴趣。

三、离乳类型

离乳可分为正常离乳和非正常离乳两种类型。自然离乳和逐渐离乳属于正常离乳，突然离乳属于非正常离乳。

（一）自然离乳

自然离乳是婴儿主导的离乳方式，即听从婴儿的需求而离乳。传统固体食物的添加是家庭使用勺喂提供特定的婴儿食物，随月龄增长逐渐增加婴儿食物的量，减少奶量摄入的过程。近年来，由婴儿主导的离乳逐渐被提出来，并被越来越多的母亲接受。有研究认为，在纯母乳喂养期间实践以婴儿为主导的母乳喂养的母亲，更愿意使用这种由婴儿主导的离乳方式，母亲对离乳和喂养的焦虑程度大大降低。由婴儿主导的离乳方式考虑到婴儿之间的差异，让他们以自己的步调成长，依自己的时间表来离乳，是值得推荐的离乳方式。

自然离乳是最符合生理规律的离乳方式，是在成长过程中值得庆贺的自然过程，而不是剥夺孩子快乐的事情。

（二）逐渐离乳

逐渐离乳是由母亲主导的、渐进式的离乳。这种方法可以避免乳房胀痛和降低患乳腺炎的风险，通过逐渐减少哺乳次数和当感觉乳房胀痛时排出少量乳汁，逐渐减少乳汁产量，尽量舒适地离乳。如果婴儿对于替代食品不能适应而出现过敏，或者生病，母亲还可以在此过程中恢复哺乳，延缓离乳的时间。在离乳期间要给予婴儿特别的关注，以更多的时间陪伴婴儿。当婴儿逐渐进食固体食物之后，随着其生长发育，母乳的需求量就会减少，营养功能慢慢地降低，取而代之的是情感联结和免疫功能。从断离母乳本身来说，难度是越来越小，但母亲需要考虑更多的并不是营养来源的问题，而是用其他的方式来替代母乳亲喂给予婴儿的安抚需求。以下几个方面的措施可供参考：

1. 提供丰富的日常生活

母亲和家人可以引导婴儿对固体食物的兴趣，找到释放精力的方法，寻找使用乳房安抚的替代方案。当婴儿失去乳房安抚，可能会有抗拒和哭闹增加的情况，需要家人更多的耐心和坚持。

2. 不主动提供乳房作为安抚

不主动提供乳房作为安抚的方式，但当婴儿过度哭闹，无法接受其他食物，或者除了吸吮乳房之外的其他安抚方法都无效，这时候完全拒绝哺乳可能不是最佳选择。母亲可以仔细观察婴儿，提前进行安抚，或者提供食物、玩具等转移注意力，请家人协助与婴儿互动，根据能够接受的状况，尽量拉长哺乳间隔，与婴儿持续沟通，温柔安抚婴儿情绪。

3. 观察婴儿情绪，选择最合适的方式

匆忙离乳对母婴双方都无好处，且没有哪一种方法是绝对有效的。如果家人陪伴可以很好地安抚婴儿，则可以尝试用这样的方式。如果白天的活动能够减少哺乳次数，那么从减少白天的哺乳开始，可能要比从夜间开始减少次数更有可操作性，适当缩短单次哺乳时间也可能有帮助。如果婴儿出现一些比较反常的表现，如过度烦躁、持续哭闹、变得郁郁寡欢、不接受任何替代品等，母亲需要根据家庭情况和婴儿状态做出适当调整。

4. 根据需求挤出乳汁

母亲根据目前哺乳或者挤奶的次数计算，减少挤奶量，适当保持乳房充盈又不过度胀满的状态，持续几天再次减少，直到完全不需要额外挤奶。完全离乳所需要的时间长短取决于母亲在决定离乳时的奶量大小。

（三）非正常离乳

非正常离乳即突然离乳，是由于主观或客观原因引起母婴分离而造成的离乳，如母亲生病或上班等。因为不符合母乳喂养的生理规律，母婴一般都会经历程度不等的痛苦阶段，部分离乳过程还需要药物辅助。应尽量避免非正常离乳。

（四）月份较大婴儿离乳的策略

1. 不主动给婴儿乳房，但婴儿要的时候也不拒绝。

2. 改变日常作息，以降低孩子哺乳的需求，根据婴儿的状况，可能更多地离开家或者更多地待在家里。

3. 让父亲在婴儿夜间醒来、早上醒来的时候扮演更积极的角色，以及做早餐等。

4. 在婴儿要求哺乳前，先给予其他的食物和饮料，以减少其饥饿感和口

渴感。

5. 避免去以前经常哺乳的地方。

6. 在婴儿要求时哺乳，但缩短哺乳的时间。

7. 推迟哺乳的时间。

8. 有时可以和较大的婴儿讨价还价，但只适用于婴儿已经能够理解“承诺”的意思时。

9. 鼓励家人采用上述策略中效果好的方法，避免采用效果不好的方法。

四、离乳期乳房变化

在离乳初期，乳房会变得较小且较松弛。这让许多女性对离乳后的乳房感到惊讶。但经过几个月经周期后，乳房逐渐恢复原有的坚实性。

长期来看，母乳喂养并不会对乳房的形状和外观造成影响。离乳一段时间后，无法从乳房外观来判断女性是否曾经母乳喂养。

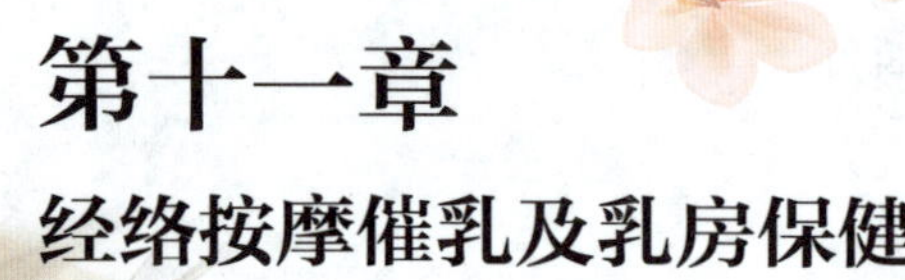

第十一章

经络按摩催乳及乳房保健

第一节　经络知识与产后按摩疗法概述

一、经络知识

人体的经络系统由经脉和络脉两大部分组成。较粗大的、分布较深且纵行的主要干线，称为“经”，也称“经脉”。较细小的经的分支、深浅部均存在、网络于经脉间的称为“络”，也称“络脉”。

经络是人体气血运行的通路，内属于脏腑，外布于全身，将各部分组织、器官连接成为一个统一的整体。

（一）十二经络

十二经络是手三阳经、手三阴经、足三阳经、足三阴经的合称（见表 11-1）。

（二）催乳穴的经络归属——任脉、督脉

1. 属任脉的穴位：膻中、中脘、神阙。

2. 属督脉的穴位：百会、神庭。

表 11-1　十二经络

手三阴经	手太阴（肺）经	手三阳经	手阳明（大肠）经
	手厥阴（心包）经		手少阳（三焦）经
	手少阴（心）经		手太阳（小肠）经
足三阴经	足太阴（脾）经	足三阳经	足阳明（胃）经
	足厥阴（肝）经		足少阳（胆）经
	足少阴（肾）经		足太阳（膀胱）经

（三）催乳穴的经络分布

1. 分布于手三阴经

（1）分布于手太阴（肺）经：云门、中府。

（2）分布于手厥阴（心包）经：天池。

（3）分布于手少阴（心）经：极泉。

2. 分布于手三阳经

（1）分布于手阳明（大肠）经：合谷、曲池。

（2）分布于手少阳（三焦）经：肩井。

（3）分布于手太阳（小肠）经：少泽。

3. 分布于足三阴经

（1）分布于足太阴（脾）经：天溪。

（2）分布于足厥阴（肝）经：期门、太冲。

（3）分布于足少阴（肾）经：神封。

4. 分布于足三阳经

（1）分布于足阳明（胃）经：屋翳、膺窗、乳中、乳根、梁丘、足三里。

（2）分布于足少阳（胆）经：风池、肩井、渊腋、足临泣。

（3）分布于足太阳（膀胱）经：膈俞、肝俞、脾俞、肾俞。

（四）十二经脉的体表分布规律

1. 十二经脉在体表左右对称地分布于头面、躯干和四肢，纵贯全身。

2. 六阴经分布于四肢内侧和胸腹。

3. 六阳经分布于四肢外侧和头面、躯干。

（五）与乳房相关的经脉

1. 与乳房相关的主要脏腑分别是肝、胃、脾、肾。

2. 相关联的经脉主要是：足厥阴（肝）经、足阳明（胃）经、足太阴（脾）经、足少阴（肾）经以及督脉、冲脉和任脉。

3. 肺主一身之气，“气为血之帅”，当乳腺病患者出现气血不足时，还应该注意调理手太阴（肺）经。

4. 心为“君主之官”，主神志和精神，乳腺疾病患者出现烦躁易怒、失眠等精神症状时，主要调理手少阴（心）经。

5. 乳房作为性激素的靶器官，受生殖系统调控，而足太阳（膀胱）经具有调节生殖系统和排毒作用，注意调理该经。

二、产后按摩疗法概述

（一）按摩手法适应证与禁忌证

产后采用正确的按摩手法对产妇乳房保健和恢复是有益的，但是必须明确认识和严格掌握按摩手法运用的适应证与禁忌证，只有这样才能做到辨证施治，避免事故的发生。

1. 适应证

（1）自然分娩的产妇，产后 12 小时可以开始产妇按摩；

（2）剖宫产分娩的产妇，手术后 48 小时可以开始产妇按摩；

（3）没有需要做特殊处理的并发症，如心肺衰竭等病症。

2. 禁忌证

下列情况不能进行按摩：

（1）急性脊柱损伤伴有脊髓损伤或锥体滑脱；

（2）严重的骨关节、软组织或肌肉疾患，以及严重的骨质疏松；

（3）传染病、感染性疾病及皮肤病；

（4）严重的心、脑、肺、肾功能不全；

（5）凝血机能障碍；

（6）严重的神经、精神疾病。

（二）操作规章

1. 按摩前准备

（1）产妇准备

1）按摩时间应在产后且生命体征平稳的情况下进行。

2）注意卫生，保持皮肤清洁，排出大小便（尿潴留病人除外），以避免按摩时有不适感。

（2）环境条件

1）清洁、安静、整齐，避免嬉闹等噪声，物品齐全。

2）播放背景音乐，选择轻松悦耳自然之声。

3）根据按摩对象不同心理状态、症状、体征选择环境色彩。

4）室内温度：25~28℃；相对湿度：60% 左右。

（3）按摩师准备

1）做好个人卫生，穿好按摩服。

2）佩戴胸卡，胸卡上标明按摩师姓名、号码等。

3）不得留长指甲，不得佩戴戒指、项链等首饰。

4）储备好体力，精力充沛地为产妇服务。

2. 按摩操作

（1）产妇取俯卧位或仰卧位，身体覆盖按摩巾。

（2）局部涂以产妇专用按摩油。

（3）按摩师通过手或肢体的部位按特殊规定的技术动作、技巧、按摩顺序施术产妇体表或穴位。

（4）每次按摩 40~50 分钟，15 次为一个疗程。

（5）按摩完毕为产妇涂上护肤品，保护皮肤。

3. 按摩后处理

（1）产妇在按摩室休息片刻后，方可离开按摩室。

（2）遵医嘱，不可中断按摩，否则易降低疗效。

（3）要注意保暖，适当锻炼。

（4）做好记录、医嘱，注意观察疗效。

4. 相关注意事项

（1）按摩室必须保持清静、整洁、卫生、空气流畅，冬季注意保暖，夏季注意防暑。

（2）母乳喂养指导人员除具有高尚的医德外，还要具有强健的体魄，平日应坚持练功，练就良好的耐力和熟练的按摩手法技巧。

（3）按摩师需仔细观察伤处，以明确诊断及按摩部位。

（4）按摩前让产妇休息片刻，同时做好产妇的思想工作，排除产妇顾虑，并说明手法作用时可能出现的一些反应，以便医患配合。

（5）按摩师的手、指甲要保持清洁，有皮肤病者不能从事按摩，以防传染和危害产妇。按摩师的双手要保持温暖，不留长指（趾）甲，手上不戴装饰品，以免损伤产妇皮肤，佩戴的手套必须柔软。

（6）做好按摩前准备，夏天或因其他原因汗水多时，要涂滑石粉，以消除阻力。产妇如皮肤干燥或脱皮时，则要涂润滑油，用量须适当。

（7）视产妇选择长宽、高低合适的床、椅或凳，以及各种规格的软垫等。

（8）体位视产妇情况决定，凡头、项、颈、手、臂、背等处受伤，均可选坐位；凡胸、腹、腰、背、腿、足等处受伤，以及需要全身按摩的产妇，则要仰卧或俯卧。

（9）施术时，必须聚精会神，注意观察产妇的面部表情，观察她对每一手法的反应，注意检查所采用的经穴是否对症和正确，所用的手法是否无误，手法用力轻重和时间长短是否适宜等，以便及时改正。

（10）运用手法时，要注意用力的轻重及作用时间。一般补法用力轻，施术时间较短，大都要顺着经络方向按摩；泻法用力重，施术时间较长，要逆着经络方向按摩。在实践中，还应该依产妇的身体情况、病情、胖瘦、按摩时穿衣厚薄等情况而确定，手法须由轻到重，然后慢慢抬起，轻中有重，重中有轻，切忌粗暴。另外，颈、项部因有大量血管、腺体与气管等，所以不能掐点、按压其经穴，而只可加以摩擦、拂揉，轻力点穴。对年久的陈旧病，一般应当多补少泻；新患的病应多泻少补。

（11）辅助活动幅度由小到大，由低到高，由慢到快循序渐进，忌粗暴硬扳，忌超越病情适应度和正常生理范围。

（12）手掌有胼胝或其他损伤肿痛病者，不能担任按摩。非必要时，饭前饭后不应勉强进行按摩。

（13）每次治疗后，必须洗干净手，并将施术过程记录下来，做好医嘱，注意观察疗效。

第二节　哺乳期乳房护理主要穴位

一、哺乳期乳房护理的主要部位

哺乳期乳房按摩的主要部位有胸腹部、乳房、上肢、背部、下肢，如图 11–1 所示。

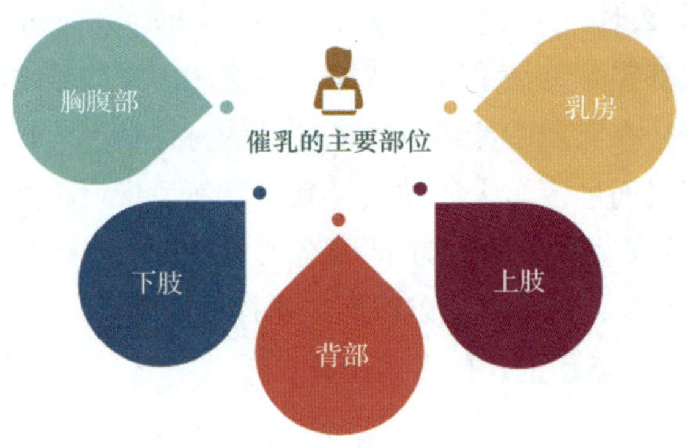

图 11–1　乳房按摩部位

二、哺乳期乳房护理的主穴位

哺乳期乳房护理的主穴位有膻中、乳根、乳中、天池、神阙、膺窗、神封、中脘、脾俞、膈俞、肝俞、肾俞、肩井等。图 11–2 所示为正面乳房护理主穴位。

1. 膻中：两乳头连线的中点。取穴时，可采用正坐或仰卧的姿势。

主治：宽心顺气、丰胸通乳。

2. 乳根：乳头直下，乳房根部，第五肋间中线。

主治：通乳化瘀、乳痈、产后少乳。

3. 乳中：乳头正中央，常配乳根按摩通乳。

主治：乳汁分泌不足。

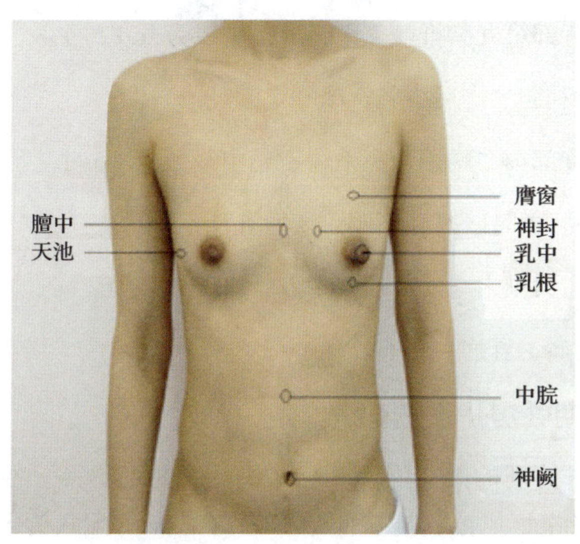

图 11–2　正面乳房护理主穴位

4. 天池：在第四肋间隙，前正中线旁开 5 寸。

主治：活血通络，宽胸挺乳。为女性的长寿穴、快乐穴、抗癌穴。

5. 神阙：脐中央。

主治：温经通络、调和气血。

6. 膺窗：锁骨中点下缘与乳头（乳中）连线的下 1/4 折点处。

主治：宽胸、理气、丰乳、通乳；产后少乳。

7. 神封：在第四肋间隙，前正中线旁开 2 寸。

主治：乳少、乳痈。

8. 中脘：脐中上四寸。

主治：宽心顺气、丰胸通乳。

9. 脾俞：背部第十一胸椎棘突下，后正中线旁开 1.5 寸。

主治：健脾和胃、益气利湿。

10. 膈俞：背部第七胸椎棘突下，后正中线旁开 1.5 寸。

主治：贫血、皮肤过敏、产后少乳。

11. 肝俞：背部第九胸椎棘突下，后正中线旁开 1.5 寸。

主治：疏肝利胆、产后少乳。

12. 肾俞：背部第二腰椎棘突下，后正中线旁开 1.5 寸。

主治：腰痛、白带、月经不调、产后乳汁不通。

13. 肩井：在大椎穴与肩峰连线中点，肩部最高处。

主治：肩背痛、乳痈。

三、哺乳期乳房护理的配穴

哺乳期乳房护理的配穴有云门、中府、曲池、合谷、少泽、前谷、足三里、渊腋、极泉、风池、足临泣等。图 11–3 所示配穴为云门和中府，图 11–4 所示配穴为曲池、合谷和少泽。

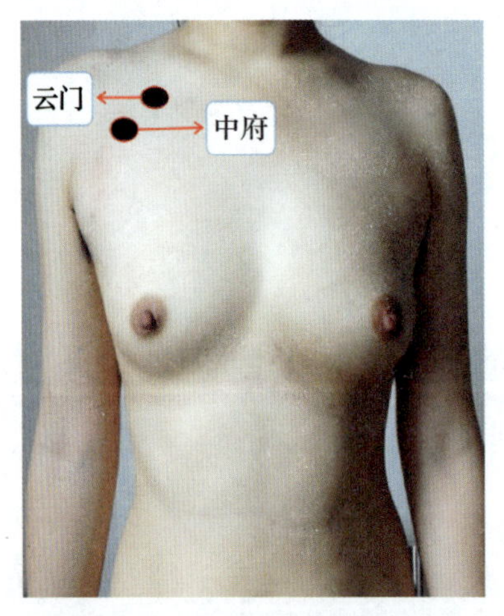

图 11–3　乳房护理配穴（一）

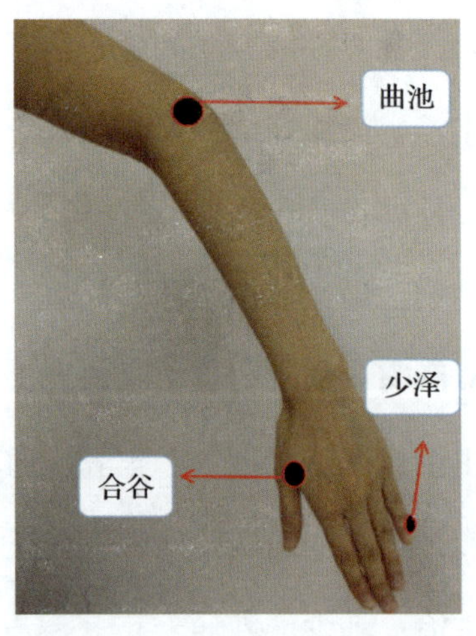

图 11–4　乳房护理配穴（二）

1. 云门：锁骨外 1/3 折点下方一横指。

主治：肺气不宣，乳痈，产后少乳。

2. 中府：云门穴直下 1 寸。

主治：肺气不降、咳嗽、乳痈、产后乳汁不通。

3. 曲池：肘横纹顶端，肱骨外上髁内缘凹陷处。

主治：健脾、通经络。对消化系统、血液循环系统、内分泌系统有明显的调节作用。

4. 合谷：虎口顶端。

主治：降血压、镇惊安神、气血瘀滞。

5. 少泽：在手小指末节尺侧，距指甲根角 0.1 寸（指寸）。

主治：活血通络，治疗乳痈、乳汁少等乳疾。

6. 前谷：当小指本节（第五掌指关节）前的掌指横纹头赤白肉际。

主治：头痛、目痛，耳鸣，咽喉痛，乳少，热痛。

7. 足三里：位于外膝眼下四横指、胫骨边缘。

主治：活血通经络。

8. 渊腋：腋中线上，腋下 3 寸。

主治：乳痈、产后少乳。

9. 极泉：位于腋窝顶点、腋动脉搏动处。

主治：乳汁分泌不足，心脑血管疾病。

10. 风池：平两耳垂，枕骨之下凹陷处。

主治：产后虚弱少乳。

11. 足临泣：足背外侧，第四趾、小趾跖骨夹缝中。

主治：乳痈。

四、哺乳期乳房护理穴位取穴法

（一）腧穴定位

腧穴定位又称为取穴，定位正确与否直接影响治疗效果。穴位定位有一定的方法，常用的取穴法如下。

1. 体表解剖标志定位法

（1）固定标志：五官轮廓、发际、指（趾）甲、乳头、脐窝等。

（2）活动标志：关节、肌肉、肌腱等。

2. 骨度分寸折量法

骨度分寸折量法即以体表骨节为主要标志折量全身各部的长度和宽度。

3. 指寸定位法

指寸定位法即以患者本人手指所规定的分寸以量取腧穴的方法，又称指量法、手指同身寸取穴法。

指寸定位法使用方便，但对儿童和身体高矮胖瘦不同者易有误差，必须在骨度分寸的基础上应用，不能以指寸倍量全身各部，以免长短失度。

常用的指寸定位法有中指同身寸、拇指同身寸和横指同身寸。

（1）中指同身寸：中指屈曲时，中节桡侧两端纹头之间的距离为 1 寸。适用于四肢部腧穴的纵向比量以及背腰部腧穴的横向定位。

（2）拇指同身寸：以拇指关节的横度为 1 寸。

（3）横指同身寸：又称一夫法。食指、中指、无名指、小指四指并拢，以中指横纹为准，四指的宽度为 3 寸。多用于上下肢、下腹部的指寸，以及背部的横寸取穴。

4. 简便取穴法

简便取穴法就是在取穴时结合一些简便的活动标志取穴的方法。

（二）取穴要领

1. 按照分寸，做到心中有数。

2. 观察体表标志定穴。

3. 采取适当的姿势取穴。

4. 取五穴而用一穴，取三经而用一经。

第三节　常用产后按摩手法

一、按摩手法基本要求

按摩手法是用按摩者的手或肢体其他部位按照特定的技巧和规范化的动作，在人体体表穴位上进行各种不同操作的方法，是按摩防治疾病的主要手段。按摩手法要求持久、有力、均匀、柔和、深透，如图 11–5 所示。

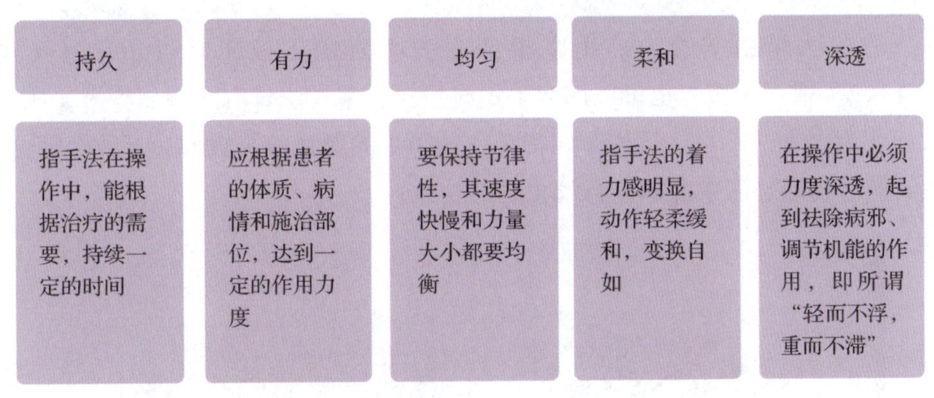

图 11–5　按摩手法基本要求

1. 按摩持久、有力、均匀、柔和、深透是有机统一的，它们之间密切相关，相辅相成，相互渗透，缺一不可。

2. 操作部位与穴位选择、手法的力量和操作时间等应因人、因时、因地、因病、因施治部位而改变，过力或力不足者都会影响治疗效果。

3. 在整个操作过程中，施者必须集中精力，全神贯注，做到“意到、气到、力到”，才能取得良好的治疗效果。

二、常用按摩手法

哺乳期乳房护理按摩的根本原则是柔和、均匀、持久、有力、深透。针对不同部位，手法运用也不同。常用的手法有按法、点法、摩法、推法、拿法、捏法、揉法、滚法、掐法、抖法、叩击法、弹拨法等。

（一）按法

用拇指指面或掌面按压一定的部位或穴位，逐渐用力深压，按而留之，称为按法。按法分为指按法、掌按法和肘压法。

1. 指按法

指按法是用手指（拇指、食指、中指）的指端或螺纹面垂直向下按压（见图 11-6），适用于全身各腧穴、全身各部位，尤以经穴及阿是穴为常用。具有较好的行气活血、开通闭塞、缓急止痛的功效。

2. 掌按法

掌按法是用掌着力，手掌根部着力垂直向下按压，可用单掌（见图 11-7）或双掌按，也可以用双手重叠按压。掌按法具有接触面积大，压力重而刺激缓和的特点。适用于面积大、较平坦的腰背部、腹部、下肢等部位，具有疏经通络、温中散寒、行气止痛的功效。

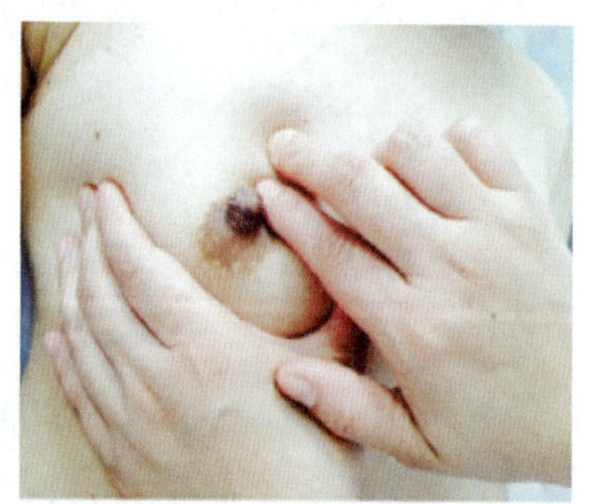

图 11-6　指按法

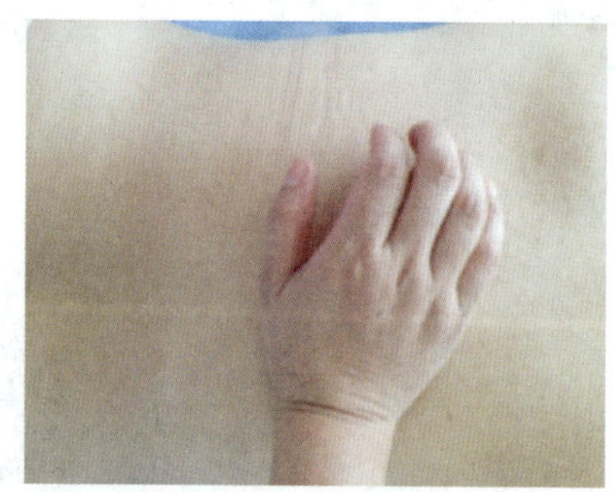

图 11-7　掌按法

【动作要领】

（1）按压的方向要垂直向下。

（2）用力要由轻到重，稳而持续，使刺激充分达到机体组织的深部，忌用暴力。

（3）在按法结束时，不宜突然放松，应当慢慢地减轻按压的力量。

3. 肘压法

肘压法是以肘关节鹰嘴部为着力点，向体表垂直用力下压的手法，如图 11–8 所示。肘压法刺激量较强，常用于腰背部、大腿后侧等部位开通闭塞、散瘀止痛，以及治疗顽固性腰腿痛、肌肉僵痛、脊柱强直等症。

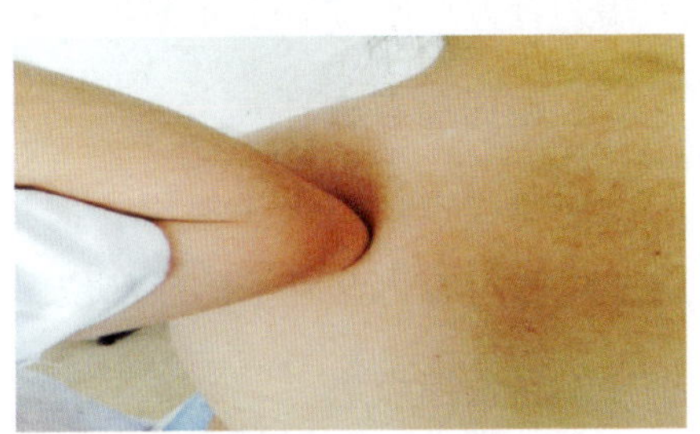

图 11–8　肘压法

【动作要领】

（1）用肘压法时，肘关节需屈曲至 120°左右。

（2）操作时，用力要稳，力量由轻到重，再由重而轻。

（3）肩臂用力下压，以患者能忍受为度。

按法刺激适中偏强，临床上常和揉法结合使用，组成按揉复合手法，即在按压力量达到一定深度时再作小幅度的缓缓揉动，使手法既有力又柔和。

【注意事项】

（1）操作中要按而留之，不宜突然松手。

（2）忌粗暴施术以及迅猛使力，造成组织损伤，给患者造成不必要的痛苦，使局部组织产生保护性肌紧张，手法力量不易透达到组织深部。

（3）掌按腰背部时，按压的力要贯足。在腹部按压时，力不宜过强，手掌要随患者呼吸而起伏。

（二）点法

以屈曲的指间关节突起部分为着力点，按压于某一治疗点上，称为点法。它由按法演化而成，具有着力点集中、刺激性强、操作省力、着力深透等特点。点法分为拇指端点法、屈拇指点法和屈食指点法三种。图 11–9 所示为屈食指点法。

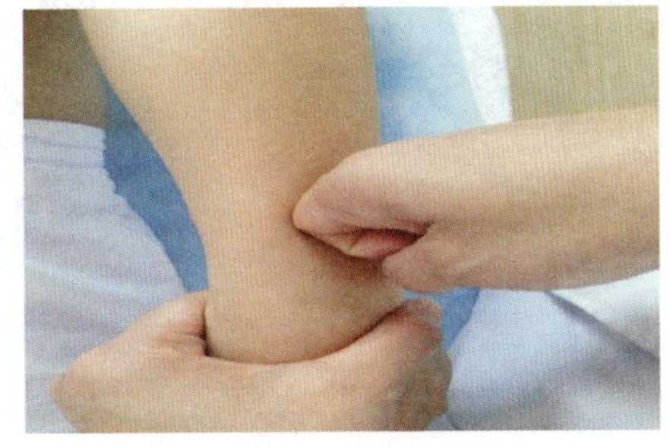

图 11–9　屈食指点法

1. 拇指端点法

拇指端点法是以手握空拳，拇指伸直并紧贴于食指中节的桡侧面，以拇指端为着力点压于治疗部位。

2. 屈拇指点法

屈拇指点法是以手握拳，拇指屈曲抵住食指中节的桡侧面，以拇指指间关节桡侧为着力点压于治疗部位。

3. 屈食指点法

屈食指点法是以手握拳并突出食指，用食指近节指间关节为着力点压于治疗部位。

点法具有开通闭塞、活血止痛、解除痉挛、调整脏腑的功效，适用于全身各部位及穴位。

【动作要领】

（1）垂直按压。

（2）由轻到重，忌用暴力。

（3）不宜突然放松，应慢慢减力。

（三）摩法

摩法分为掌摩法和指摩法，是用单手或双手手掌或指腹，做来回直线或圆形的按摩动作，如图 11–10、图 11–11 所示。

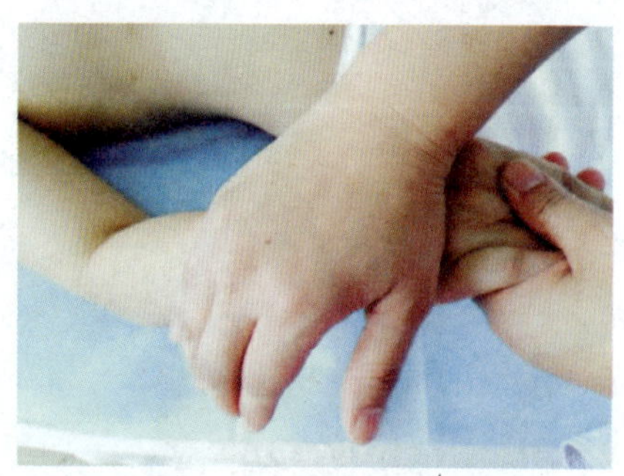

图 11–10　掌摩法

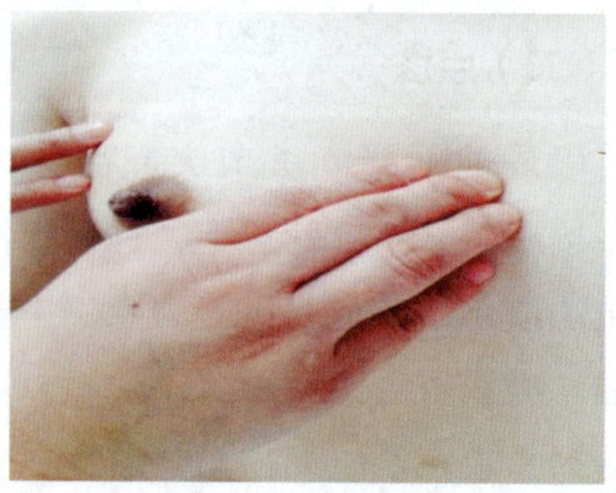

图 11–11　指摩法

【动作要领】

（1）按摩者肩、臂、腕均应放松，肘关节微曲，指、掌自然伸直，做环形的抚摩动作。

（2）摩法可做顺时针摩动或逆时针摩动，但一般以顺时针摩动为主。

（3）动作轻柔，压力均匀。

（4）按摩时可使用按摩油，以利于操作，并能增强作用。

（四）推法

用拇指、手掌、拳面以及肘尖紧贴治疗部位，运用适当的压力，进行单方向直线移动的手法称为推法。着力部位要紧贴体表，推动时用力平稳着实，速度宜缓慢，做到轻而不浮、重而不滞。

推法可以解痉镇痛，消淤散结，通经理筋，能促进血液、淋巴液和乳汁流通，利用适当的痛觉给予经络刺激，达到舒通经络、止痛、通乳的效果。

推法分为拇指平推法、掌推法、拳推法和肘推法。

1. 拇指平推法

拇指平推法指施术者用拇指指面着力于一定的治疗部位或穴位上，其余四指分开助力，做拇指内收运动，使指面在治疗部位或穴位上做直线推动（按经络循行或与肌纤维平行方向推进），如图 11–12 所示。

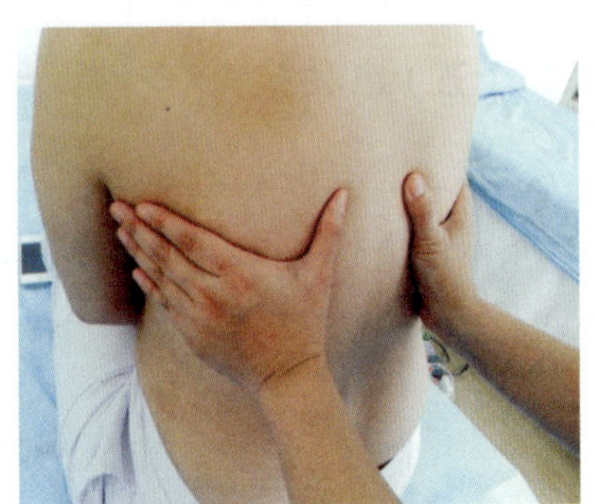

图 11–12　拇指平推法

2. 掌推法

掌推法指施术者用手掌或掌根着力于一定的治疗部位或穴位上，以掌根为重点，运用前臂力量向一定的方向推进。需要增大压力时，可用另一手掌叠于掌背推进。

3. 拳推法

拳推法指施术者手握拳，以食指、中指、无名指、小指四指的指间关节背部突起处着力，向一定方向推进。

4. 肘推法

肘推法指施术者屈肘关节，用尺骨鹰嘴突起处（肘尖）着力于一定的治疗部位，向一定方向推进。

【动作要领】

（1）肩及上肢放松，着力部位要紧贴体表的治疗部位。

（2）操作向下的压力要适中、均匀。

（3）用力深沉平稳，呈直线移动，不可歪斜。

（4）推进的速度宜缓慢均匀，每分钟 50 次左右。

【注意事项】

（1）操作时压力不宜过重，否则易引起皮肤折叠而破损。

（2）临床应用时，常在施术部位涂抹少许介质，使皮肤有一定的润滑度，以利于手法操作，防止破损。

（3）操作时要有节奏，不可忽快忽慢和跳动。

（五）拿法

拿法有三指拿、四指拿两种手法，是指用拇指与食指、中指或无名指中三指或四指对称用力，提拿一定部位或穴位（见图 11–13）。

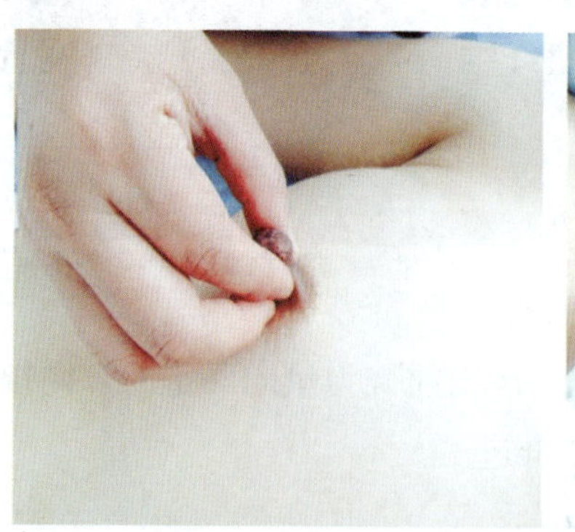
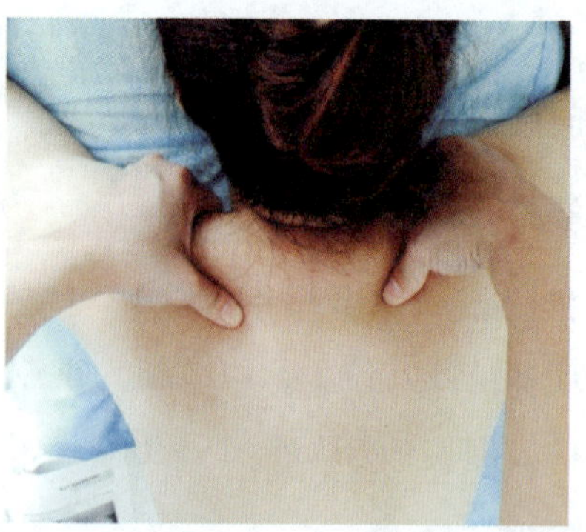

图 11–13　拿法

拿法可以缓解肌肉痉挛，松解粘连，活血消肿，祛淤止痛，通乳。

【动作要领】

（1）拇指和其他手指指面相对用力，捏住一定部位肌肤逐渐用力内收，并将肌肤提起，做轻重交替而连续的提捏动作。

（2）腕部要放松，使动作柔和、灵活。

（3）用指面着力，不能用指端、指甲内扣。

（4）用力由轻而重，再由重到轻，连续而有节奏，不可突然用力。

拿法刺激较强，临床上常继以搓揉运动，以缓和刺激。

（六）捏法

用拇指和食指或其他指对称夹住肢体，相对用力挤捏并逐渐移动，称为捏法（见图 11–14）。

施术者用拇指指面顶住皮肤，用拇指与食指中节桡侧面用力的，称为两指捏法；用拇指与食指、中指两指对称用力的，称为三指捏法；用拇指与其余四指对称用力的，称为五指捏法。

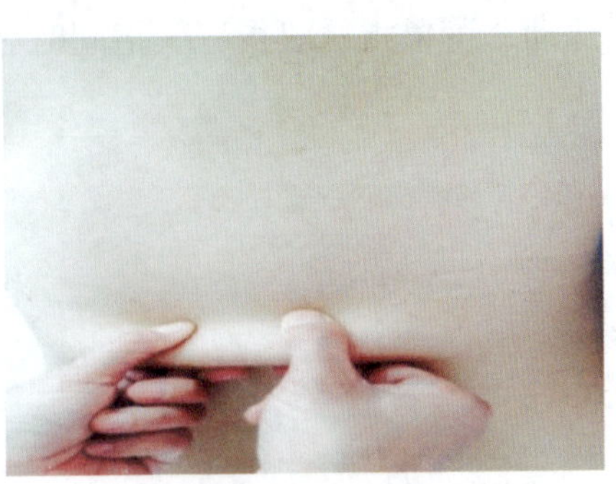

图 11–14　捏法

【动作要领】

（1）用拇指和食指、中指，或用拇指和其余四指夹住肢体或肌肤，做相对用力挤压，随即放松，再用力挤压，并循序移动。

（2）操作时动作要连贯而有节奏，用力要均匀而柔和；不可用指甲掐压皮肤。

（3）移动应按经络、穴位或肌肉外形轮廓循序进行。

（4）对外伤肿胀慎用本法。

（七）揉法

用手指螺纹面、掌根和手掌大鱼际着力吸附于一定治疗部位或某一穴位上，做轻柔缓和的环旋运动，并带动该处的皮下组织一起揉动的方法，称为揉法。

1. 大鱼际揉法（见图 11–15）

施术者沉肩，垂肘，腕关节放松，呈微屈或水平状，拇指内收，四指自然伸直，用大鱼际附着于治疗部位，稍用力下压，以肘关节为支点，前臂作主动摆动，带动腕部，使大鱼际在治疗部位上做轻柔缓和的环旋转动，并带动该处皮下组织一起揉动。

大鱼际揉法着力面积大，且大鱼际柔软舒适，刺激更为柔和，老幼皆宜，临床上常用于头面部、胸腹部、胁肋部和四肢关节。

2. 指揉法（见图 11–16）

指揉法是用拇指、食指或中指的指端（螺纹面）紧贴治疗部位，做环旋揉动；可单指、双指、三指同时施术，在相应皮肤部位做轻轻回旋揉动的手法。

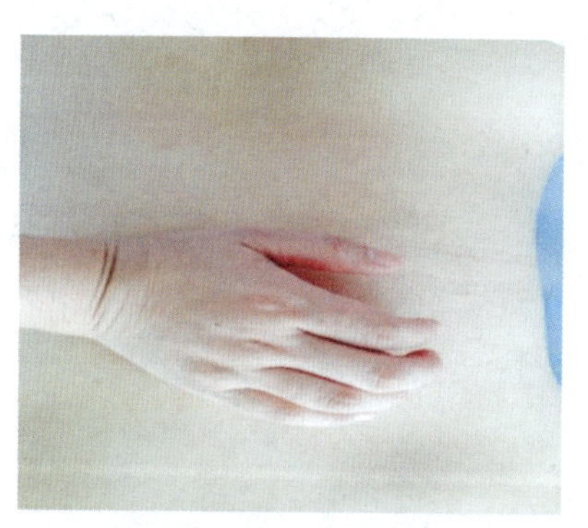
图 11–15　大鱼际揉法

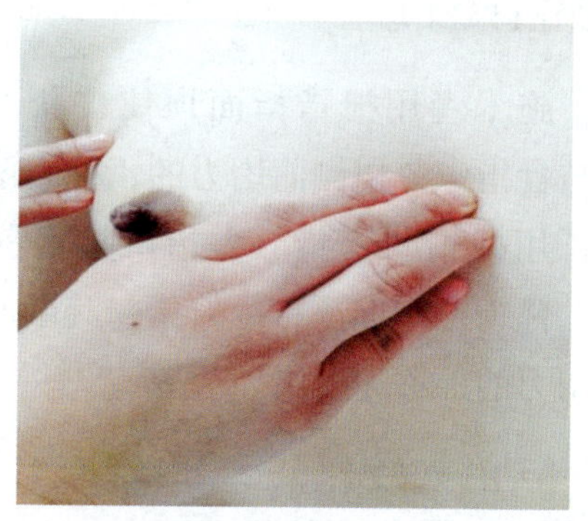
图 11–16　指揉法

指揉法临床上多用于小儿按摩，施术面积小，力量较集中，动作柔和而深沉，适用于全身各部位或穴位。三指揉法临床上常用于颈部，以治疗小儿先天性斜颈，还可用于脐和双侧天枢穴。

3. 掌揉法

掌揉法是用手掌大鱼际或掌根固定于治疗部位，做轻微缓和的揉动。掌揉法着力面积较大，刺激柔和舒适，适用于面积大又较为平坦的部位，如腰背部、腹部以及四肢。

掌揉法用于消散肿胀，缓和或减轻疼痛。掌揉腹部，有温中散寒的功效。

掌揉腰背部及四肢肌肉，有较好的放松肌肉、解除痉挛的功效，常用于肌肉酸痛和强刺激手法作用后引起的反应，能起到缓解作用。

【动作要领】

（1）操作时，沉肩，垂肘为支点，前臂做主动回旋运动，带动腕部做轻柔缓和的揉动。

（2）压力要轻柔，动作要灵活。操作时既不能有体表摩擦，又不能用太大的压力，以能带动皮下组织为宜。

（3）动作要有节律性，揉动方向以顺时针为主。

（4）大鱼际揉法操作时以前臂做主动摆动，腕关节不可做主动外展摆动。指揉法揉动幅度要小。

【注意事项】

（1）操作时用力要轻柔，不可用蛮力。

（2）揉动幅度由小到大，动作要有节奏。

（3）操作中需与摩法相区别。

（八）滚法

滚法是用手背近小指侧部分或小指、无名指、中指的掌指关节部分附着体表治疗部后，通过腕关节的伸屈、内外旋转的连续复合动作，带动手背往返滚动的手法（见图 11–17、图 11–18）。滚法压力较大，接触面较广，适用于肩背、腰臀、四肢等肌肉丰满的部位。

【动作要领】

（1）肩关节自然下垂，肩臂部不要过分紧张。

（2）肘关节屈曲成 120° ~140° 。

（3）手腕要放松，腕关节屈曲幅度要大，使手背滚动幅度控制在 120° 左右，即当腕关节屈曲时向外滚动约 80° ，腕关节伸展时向内滚动约 40° 。

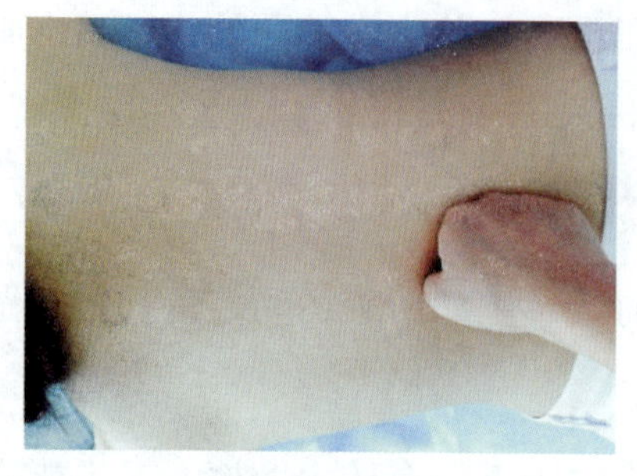

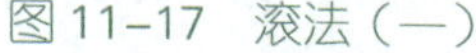

图 11-17　滚法（一）

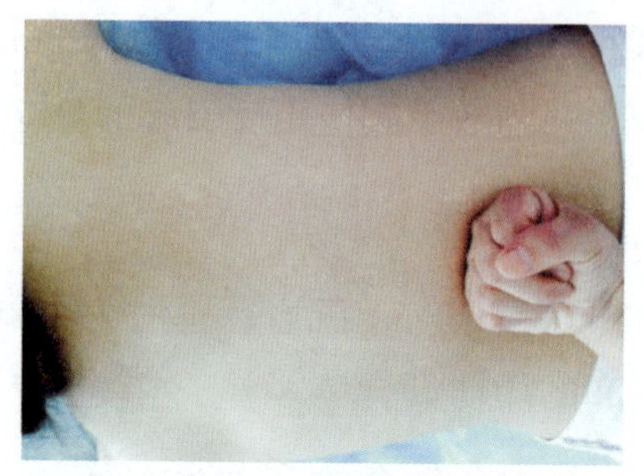

图 11-18　滚法（二）

（4）滚动时，小鱼际及掌背小指侧着力点要吸附于操作部位上，不可跳动、顶压或手背拖来拖去摩擦移动，并应避免手背撞击体表操作部位。

（5）滚动时手背部接触范围为手背尺侧至中指。

（6）操作时指掌均应放松，手指任其自然，不要有意分开、并拢或伸直。

（7）手法的压力要适量而均匀，动作要协调而有节律性，不可忽快忽慢或时轻时重。

（九）掐法

掐法是用指甲或指端用力压穴位的方法（见图 11-19），常用于人中、少泽或十宣等肢端感觉灵敏的穴位。

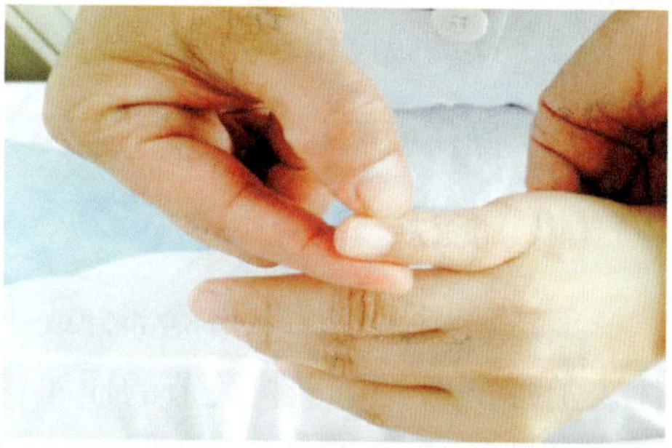

图 11-19　掐法

【动作要领】

（1）穴位要准确。

（2）垂直用力按压，由浅入深，不揉动。

（3）操作次数一般掌握在 4~5 次，或中病即止，不宜反复长期使用。

【注意事项】

（1）施术时避免刺破皮肤。

（2）操作时间不宜过长。

（3）掐法后继用揉法，以缓和刺激，减轻局部不适感。

掐法是重刺激手法之一，以指甲为着力点，刺激集中而尖锐，在穴位上应用，能以甲掐代针。适用于头面及手足部位，临床上主要用于急救，具有开窍醒神的功效。

（十）抖法

用双手或单手握住患肢远端，微微用力做小幅度的上下连续抖动，使患肢关节、肌肉有松动感，称为抖法。

抖法在临床上常作为辅助或结束手法，有抖上肢和抖下肢之分。

1. 抖上肢

患者取坐位，上肢放松。施术者站立于患者前外侧，上身略微前倾，用双手握住患者的手腕部（不宜握得太紧），缓缓地将其患肢向前外侧方向抬起60° ~70° ；然后施术者以腕力为主做连续小幅度的上下抖动，并使其抖动如同波浪样地由远端腕部逐步传递到近端的肩部。或施术者一只手掌按住患侧肩部，另一只手握住患侧远端的腕部，在腕部用力做连续小幅度的上下抖动。

2. 抖下肢

患者取仰卧位，下肢放松。施术者站立于患者足后方，用双手分别握住患者后髁部，先将双下肢徐徐抬起离床面20~30厘米，然后施术者以臂力为主小幅度地上下抖动，使整个下肢产生舒松感。抖下肢时可配合做肢体内、外旋转的运动。对高大重实者可两腿分开操作。

【注意事项】

（1）抖动时用力要自然，抖动幅度要小，但频率要快。一般抖动幅度在3~5厘米；上肢抖法频率一般在每分钟200次左右，下肢抖法频率一般在每分钟100次左右。

（2）嘱患者一定要放松肢体，配合治疗，否则无法进行。

抖法适用于四肢，具有疏松脉络、滑利关节的功效。抖法适用于肩臂疼痛、腰腿疼痛等症。例如治疗肩周炎，采用肩部手法，搓肩关节，抖上肢法。

（十一）叩击法

轻击为叩，击法、叩法结合，轻重交替进行，协调灵活，连续而有节奏，可采用二轻一重或三轻一重等方式（见图 11–20）。

叩击法具有通经活络、疏松筋脉、调和气血、安神醒脑、消除疲劳的功效。

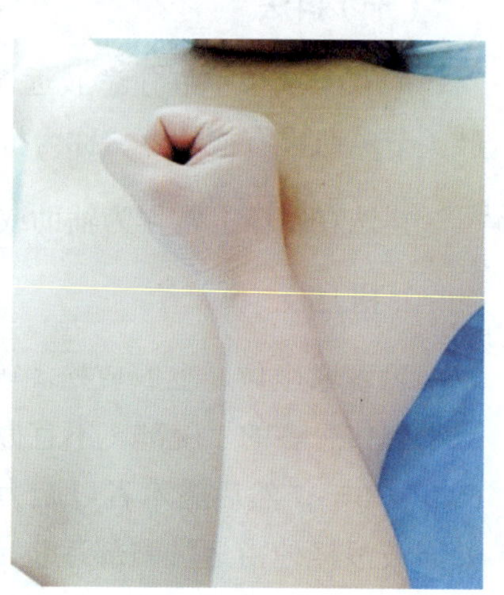
图 11–20　叩击法

（十二）弹拨法

以指端与患部筋腱成垂直方向弹拨的手法称为弹拨法。拇指伸直，其余四指微曲分开，依附于附近肢体，拇指端为着力点向下按压至一定的部位，做与肌纤维方向垂直的弹拨运动。弹拨法具有解痉止痛、松解粘连的作用，适用于慢性软组织损伤及痛症、关节屈伸不利等症。

【动作要领】

按压至一定的深度；弹拨的方向与肌纤维方向垂直。

（1）深按程度依病变组织而定，一般要深按至所需治疗的肌肉、肌腱或韧带组织，待出现酸胀、疼痛的指感后，再做与上述组织成垂直方向的往返拨动；如单手拇指指力不足，可以双手拇指重叠进行弹拨。

（2）弹拨法对深部组织刺激较强，所以在使用本法后局部应加以轻快的揉摩手法，以缓解疼痛反应。

三、操作注意事项

各种按摩手法是针对不同的肢体部位而言，实际中可结合使用。按摩手法的五大基本要求是指导手法的原则。按摩师要熟练掌握各手法的要领。在整个按摩过程中，施术者必须集中精力，全神贯注，做到“意到、气到、力到”，才能取得良好的治疗效果。

1. 按摩前要修整指甲、热水洗手，同时将指环等有碍操作的物品预先摘掉。

2. 态度要和蔼，细心，要耐心地向受术者解释病情，争取患者合作。

3. 受术者与按摩师的位置要安排合适；特别是受术者取坐卧等姿势时，按摩师所处位置既要令受术者舒适又要便于操作。

4. 按摩手法要轻重合适，并随时观察受术者表情，使受术者有舒服感。

5. 按摩时间，每次以 20~30 分钟为宜，按摩次数以 12 次为一疗程。

6. 受术者在大怒、大喜、大恐、大悲等情绪激动的情况下，不要立即按摩。

7. 饱食之后不要急于按摩，一般应在饭后两小时左右为宜。

8. 按摩时，有些受术者容易入睡，应取毛巾被盖好，以防着凉，并注意室温。

四、异常情况处理

按摩简便、安全、舒适，易被人接受。但如果对按摩方法、部位等不加以注意，也会使受术者受到不应有的痛苦或造成施术困难。

按摩师应认真做好按摩前的一切准备工作，并根据受术者的病情制定正确的按摩方案，认真细致地操作，主动观察和询问受术者的感受，手法要避免粗暴，置受术者反应于不顾。

要尽量避免发生意外。一旦手法使用不当、操作时间过长或受术者精神紧张等原因，导致晕厥、破皮、皮下出血、骨折等异常情况发生，必须及时处理。

（一）晕厥

晕厥是一种突发性、短暂性、一过性的意识丧失和昏倒，系由于广泛性脑缺血致大脑皮层由原来常态供氧情况下迅速陷入缺氧状态而引起的，短时间内可自然恢复。

在按摩过程中，如果受术者突然感到头晕、恶心，继而面色苍白，四肢发凉，出冷汗，神呆目定，甚至意识丧失而昏倒，可判断为受术者发生晕厥。

晕厥往往是由于受术者过于紧张、体质虚弱、疲劳或饥饿的情况下，按摩手法过重或时间过长而引起的。

一旦受术者出现晕厥，应立即停止按摩，让受术者平卧于空气流通处，头部保持低位，经过休息后，一般就会自然恢复。发生严重晕厥时，可采取掐人中，拿肩井、合谷，按涌泉等方法，促使其苏醒，也可配合针刺等方法。属于低血糖引起的晕厥，可让受术者喝些糖水。重症者及时送医院。

（二）破皮

在使用擦法时，因操作不当有时会导致受术者皮肤破损，此时应做一些外科处理，且避免在破损处操作，并防止感染。不使用擦法时，不可硬性摩擦。

（三）皮下出血

按摩一般不会导致皮下出血，若受术者局部皮肤出现青紫现象，可能是由于按摩手法太重或受术者有易出血的疾患。出现皮下出血，应立即停止按摩，一般出血会自行停止；2~3 天后，可在局部进行按摩，也可配合湿敷，使皮下出血处逐渐消散。

（四）骨折

按摩手法过重或粗暴，受术者易发生骨折。对怀疑有骨折的受术者，应立即诊治。给小孩、老人按摩时手法不能过重。做关节活动时，手法要由轻到重，活动范围应由小到大（不能超过正常生理幅度），并要注意受术者的耐受情况，以免引起骨折。

五、按摩禁用情况

1. 流感、乙脑、脑膜炎、白喉、痢疾以及其他急性传染病的病人。

2. 急性炎症的病人，如急性化脓性扁桃体炎、肺炎、急性阑尾炎、蜂窝组织炎等。

3. 某些慢性炎症的病人，如四肢关节结核、脊椎结核、骨髓炎。

4. 有严重心脏病、肝脏病、肾脏病及肺病的人。

5. 恶性肿瘤、恶性贫血、久病体弱而极度消瘦虚弱的人。

6. 血小板减少性紫癜或过敏性紫癜的病人。

7. 大面积皮肤病病人或患溃疡性皮炎病人。

第四节　按摩催乳手法

一、乳腺按摩概述

按摩催乳的原理是理气活血，舒筋通络。按摩催乳多采用点、按、揉、拿等基本手法，在实际应用时多种手法相互配合。按摩催乳治疗，可促进局部毛细血管扩张，增加血管通透性，加快血流速度，改善局部的血液循环，有利于乳汁的分泌和排出。同时，通过按摩而疏肝健脾，活血化瘀，安神补气，通经行气，调节人体脏腑功能，达到促进组织器官新陈代谢、促进乳汁分泌的目的。按摩催乳与传统的手掌蛮揉、梳子梳理等有本质区别，能解除产妇不必要的痛苦，避免因用力不当引发的炎症。按摩催乳与机器按摩所不同的是：人工按摩催乳因皮肤直接接触，能准确找到乳腺管位置，能感受到乳腺管受阻程度，做到力度均匀，轻重适度，可一次性基本解决问题。

乳房保健按摩不仅能促进产妇加速泌乳，而且用按摩的手法还能有效疏通乳腺管，预防乳腺炎等乳房疾病，帮助回奶，美化胸部等，如图 11-21 所示。

乳腺按摩具有以下益处：

1. 疏通乳腺，预防乳腺疾病。

2. 改善乳腺增生症状。通过按摩激活乳腺细胞、脂肪细胞、纤维细胞，使乳房焕发全新的活力。

3. 美化胸部。细胞得到滋养后，乳房吸附脂肪的能力就会增强，从而促进乳房丰满、美丽而健康。

二、乳腺疏通治疗的专业性要求

乳房在胀奶的状态下，泌乳细胞极度充盈，如果非专业乳腺按摩师进行按摩治疗，容易压迫充盈纤薄的泌乳细胞，难免会有一些细胞和末梢乳管破损，乳汁漏到乳腺间质中，引起炎性反应，进一步破坏周围腺体组织和血管、间质组织，引起局部红肿疼痛甚至出现发热。按摩的时间越久、力度越大，受损的乳腺组织越广泛。因此，乳腺按摩师必须经过专业培训，考核合格，并持证上岗。

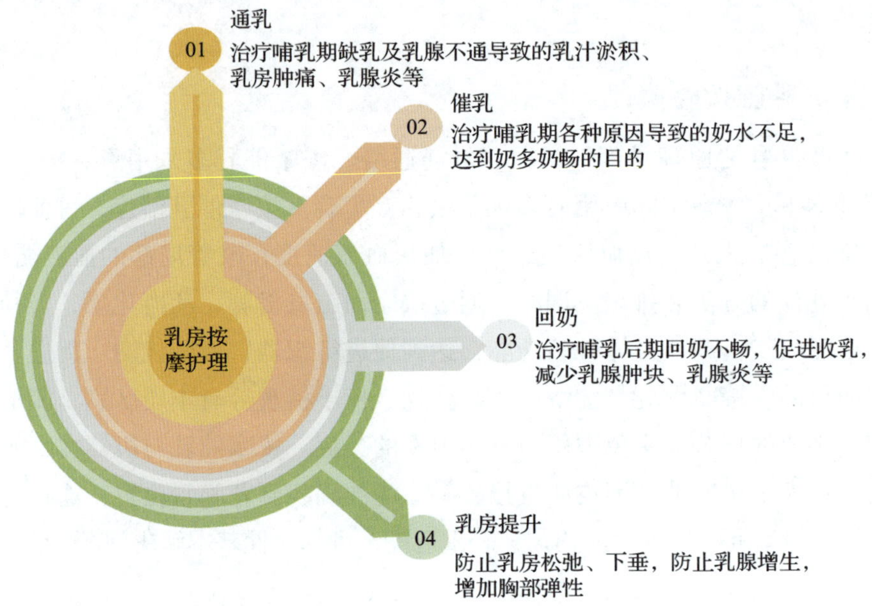

图 11–21　乳房按摩护理的作用

三、产后普通型缺乳的按摩

产妇分娩 3 天后，如果乳汁分泌不足或全无，即为产后缺乳。产后缺乳通常是因为乳腺发育不良，或者产后失血过多及疲劳过度所致，其表现是乳房柔软不胀。

（一）治疗法则

1. 产后哺乳时乳汁分泌少，应运用中医按摩手法、食疗法。

2. 对乳汁缺少型，一般在按摩结束后要进行热敷，热敷后产妇喝一杯热水或热汤，以增强按摩效果。

（二）按摩手法

按揉法、点按法、捏拿法。

（三）按摩穴位

按摩穴位有膻中、屋翳、乳中、乳根、天池、渊腋、膺窗、神封、云门、中府、曲池、合谷、肩井、膈俞、肝俞、脾俞、肾俞等，部分穴位如图 11–22 所示。

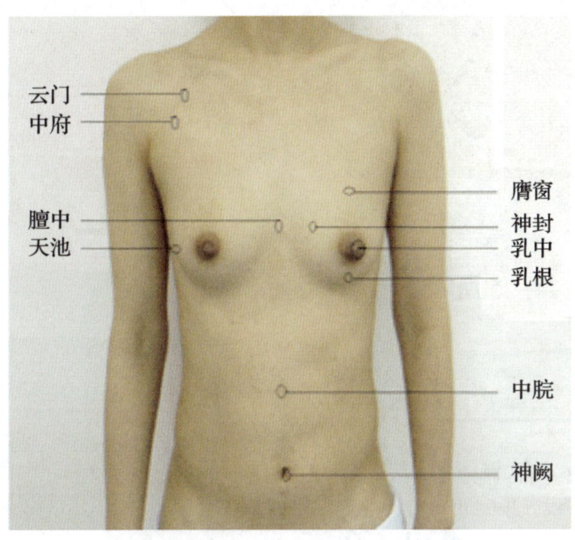

图 11–22　普通型缺乳按摩部分穴位

（四）按摩步骤和方法

步骤 1. 让产妇俯卧，在背部肩井、膈俞、肝俞、脾俞、肾俞处用滚法按摩，持续时间为 5 分钟，刺激强度以穴位处有酸胀、痛感为度，肩井按摩手法如图 11–23 所示。

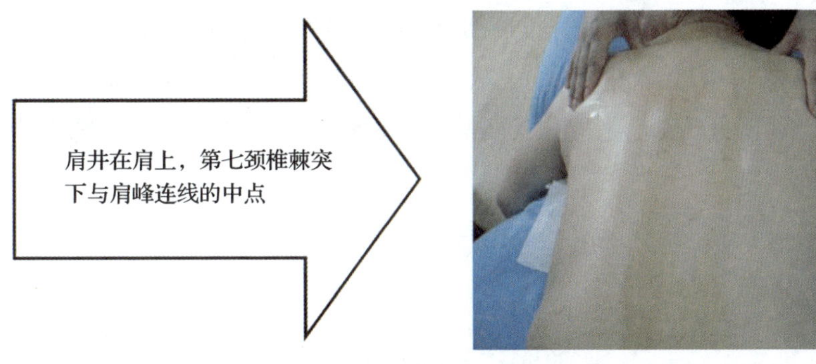

图 11–23　按肩井

按肝俞如图 11–24 所示。

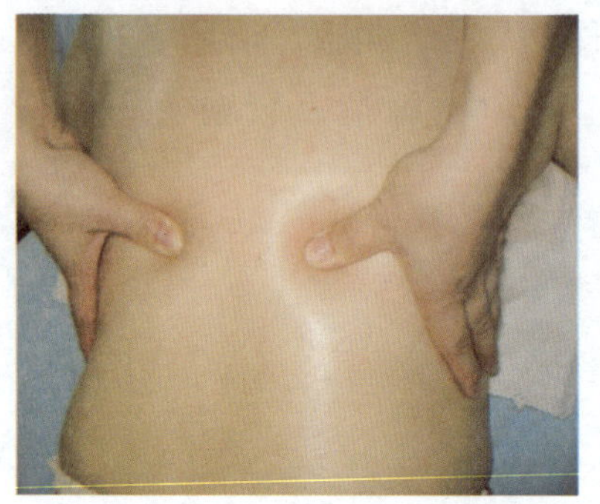

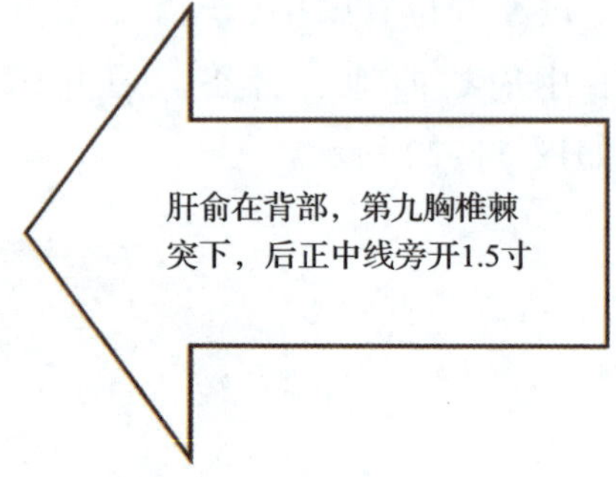

图 11–24　按肝俞

按肾俞如图 11–25 所示。

肾俞在背部，第二腰椎棘突
下，后正中线旁开1.5寸

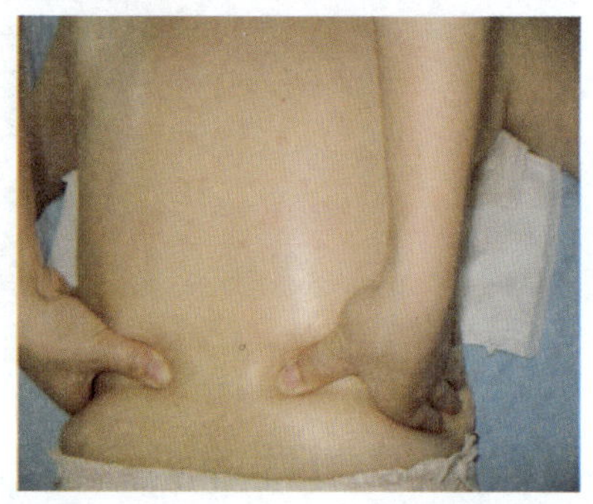

图 11–25　按肾俞

步骤 2. 让产妇仰卧、裸露胸部→红外线照射双侧乳房 5 分钟→使用“缺乳”精油 2~3 毫升均匀涂于双侧乳房上→晨笼解罩→分抹肋间隙→点按膻中穴，分推膻中至乳头 10 遍→分推胸骨柄→环揉乳房→点按膻中、屋翳（在第二肋间隙，前正中线旁开 4 寸）、云门、中府、天池、乳中、渊腋、膺窗、曲池→五指梳抓乳房→点按乳根、乳房→环揉乳房→弹揉乳房→揉乳晕→挤奶。

该手法每天按摩 2 次，3 天为一疗程。

晨笼解罩，如图 11–26 所示。

分推膻中至乳头 10 遍，如图 11–27 所示。

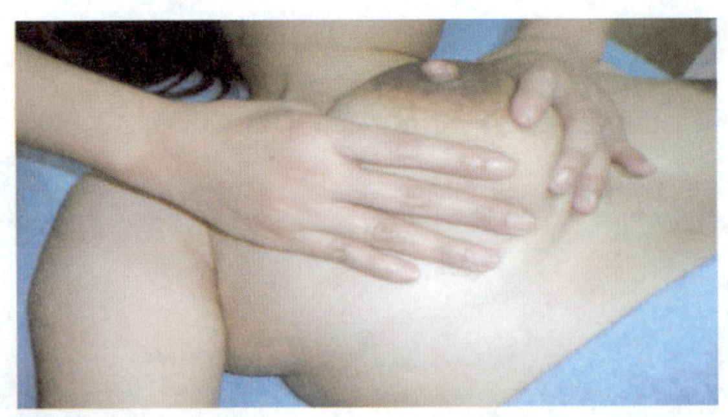

图 11-26　晨笼解罩

自上而下直推胸骨 10 遍，如图 11-28 所示。

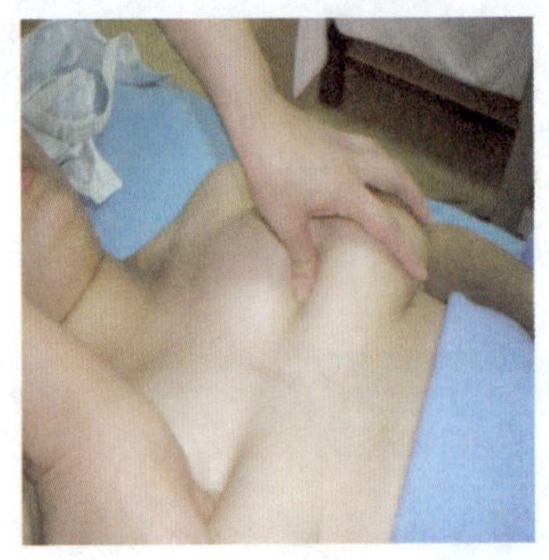

图 11-27　分推膻中

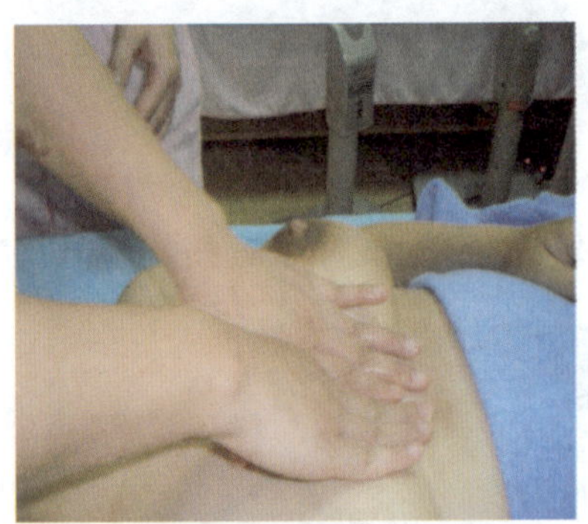

图 11-28　推胸骨

点穴（膻中、屋翳、云门、中府、天池等），如图 11-29 和图 11-30 所示。

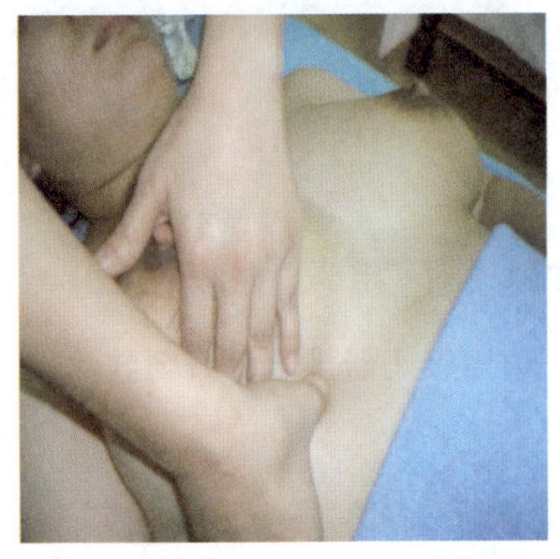

图 11-29　点穴（一）

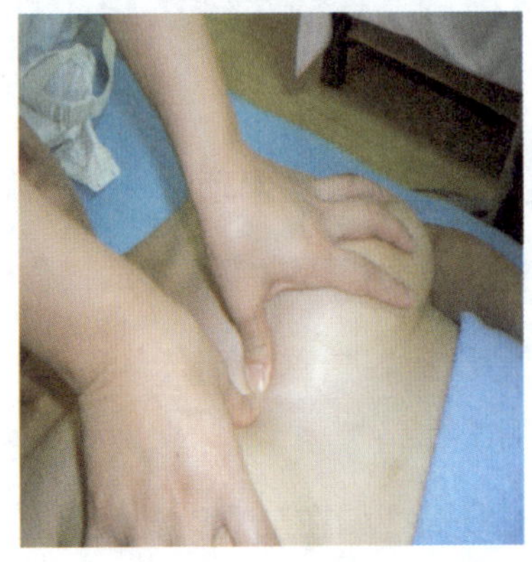

图 11-30　点穴（二）

五指梳抓乳房 8~10 遍，如图 11–31 所示。

用食指或中指轻轻地揉乳晕周围，如图 11–32 所示。

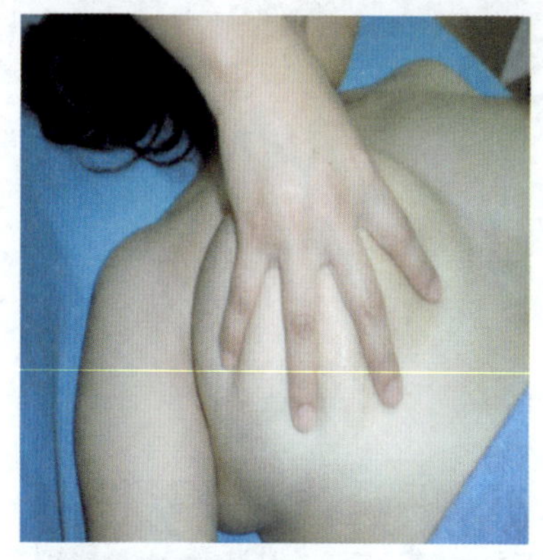

图 11–31　五指梳抓

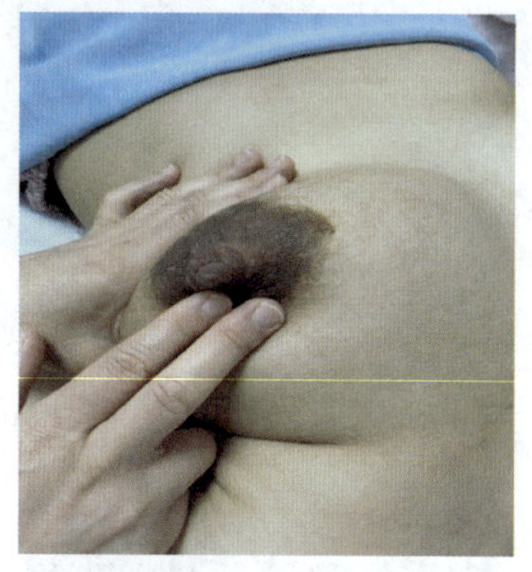

图 11–32　揉乳晕

乳头旁开 1.5 厘米处挤奶至乳房变软，如图 11–33、图 11–34 所示。

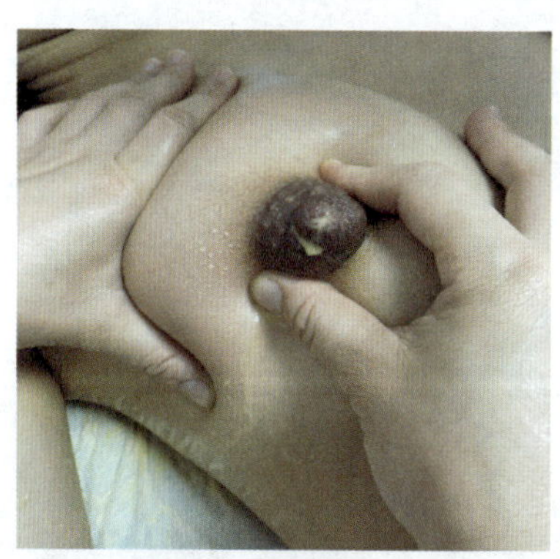

图 11–33　挤奶（一）

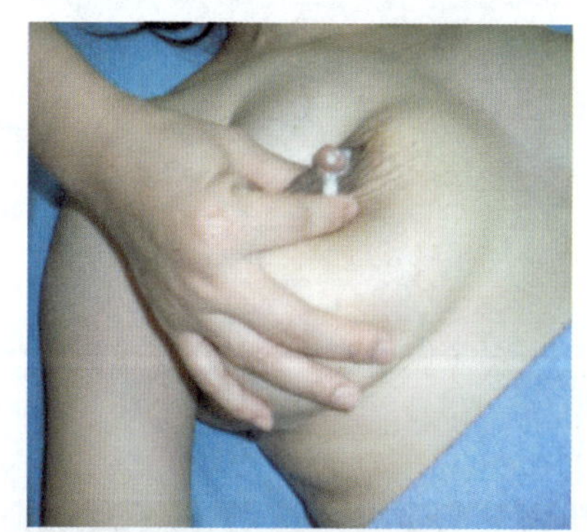

图 11–34　挤奶（二）

（五）操作注意事项

1. 一定要搓热双手，有的操作者手很凉，则一定要想办法弄热。

2. 用梳法进行按摩时，可一边梳，一边用吸奶器排乳，否则乳汁排不空，会影响泌乳。

3. 叮嘱产妇在哺乳时让婴儿的下颚含住乳晕周围，而不是乳头，这样容易吸出乳汁。

四、肝郁气滞型缺乳的按摩

肝郁气滞型缺乳是指在哺乳期内，产妇本来就性格抑郁，或者产后情绪不好，肝失条达，气机不畅，阻碍乳汁运行，导致乳汁运行不畅，乳汁很少或者完全没有乳汁。

主要征候为：产后乳汁少，浓稠，或乳汁不下，乳房胀硬疼痛，产妇忧郁，胸肋胀闷，没有食欲，或者身子微微发热，舌正常，苔薄黄。

（一）治疗法则

肝郁气滞型缺乳应以疏肝解郁、活络通乳为主，运用专业的穴位按摩手法进行治疗。

（二）按摩手法

点按法、梳法、按揉法、搓法、摩法、捏拿法等。

（三）按摩穴位

按摩穴位有膻中、乳中、乳根、天池、膺窗、神封、云门、中府、曲池、合谷、少泽、期门、肩井等。

（四）按摩步骤和方法

步骤 1. 采用与产后普通型缺乳相同按摩方法进行按摩。

步骤 2. 点按少泽，要求按 5~10 次。

步骤 3. 搓摩胁肋部，要求 1 分钟。

步骤 4. 点按期门（位于胸部，乳头直下，第六肋间隙，前正中线旁开 4 寸），要求点按 3 次。

步骤 5. 捏拿肩井 3 次，如图 11–35 所示。

步骤 6. 让产妇俯卧，由上而下拍打后背 10~20 次，如图 11–36 所示。

五、气血虚弱型缺乳的按摩

有的产妇身体本来就气血虚弱，或者平时就脾胃虚弱，气血生化不足，加上在生产过程中失血耗气过多，导致产后乳汁很少，甚至一点都没有，这

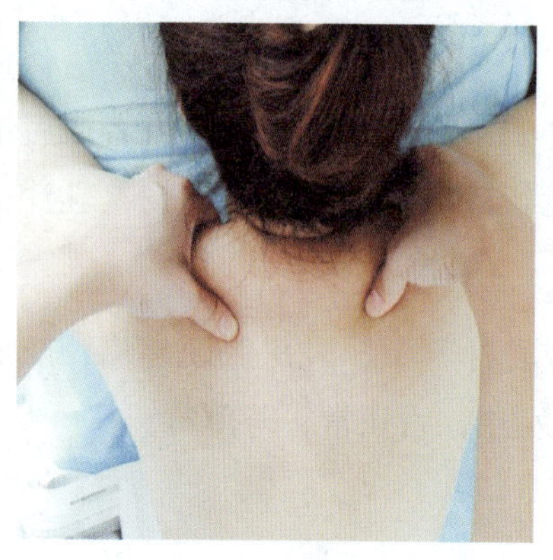

图 11-35 捏拿肩井

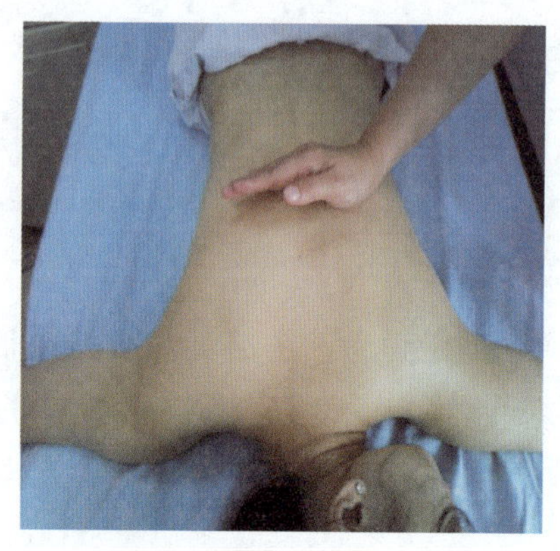

图 11-36 拍打后背

种情况就属于气血虚弱型缺乳。

观察产妇，如果产妇的乳房柔软，没有胀痛感，面色苍白，神情疲倦，吃得又少，面色没有光泽，则可以判断她属于这一类型。

（一）治疗法则

气血虚弱型缺乳应补气养血，多食红枣，鸡蛋红糖水，红枣桂圆小米粥，桂圆、枸杞、红枣炖公鸡汤等，并用专业的催乳按摩手法进行治疗。

（二）按摩手法

点按法、按揉法、掐法等。

（三）按摩穴位

按摩穴位有膻中、乳中、乳根、天池、渊腋、膺窗、神封、云门、中府、曲池、合谷、少泽、神阙、足三里等。

（四）按摩步骤和方法

步骤 1. 采用与产后普通型缺乳相同按摩方法进行按摩。

步骤 2. 腹部按摩：产妇平卧，用红外线照射腹部 5~10 分钟→涂产后专用按摩精油 3 毫升，抹匀精油→揉腹（顺时针）→分推腹部（分腹阴阳）→直推腹部→横擦腹部→侧擦腹部→再揉腹→揉宫底→推脾运胃→点按神阙→摩腹。按摩时间 15 分钟。

步骤 3. 按揉足三里 30~50 次。

分推腹部（分腹阴阳），如图 11–37 所示。

狮子滚绣球（即双手掌面着力于腹部，交叉揉按腹部，托起腹部形成球状）横擦腹部，如图 11–38 所示。

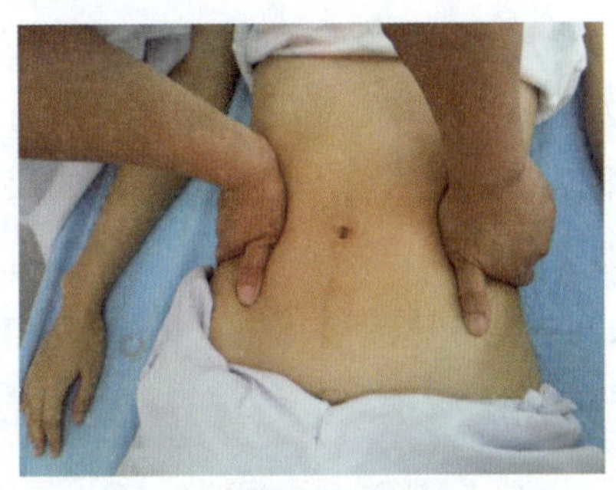

图 11–37　分推腹部（分腹阴阳）

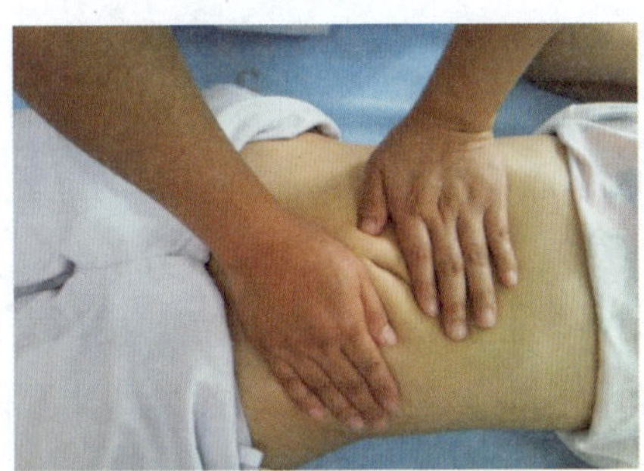

图 11–38　狮子滚绣球

推脾运胃如图 11–39 所示。

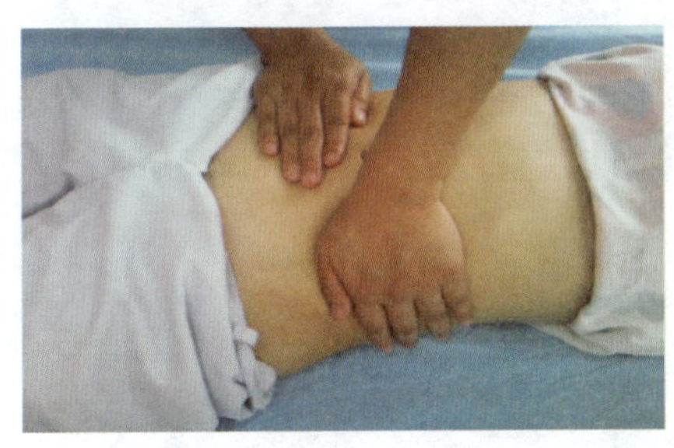

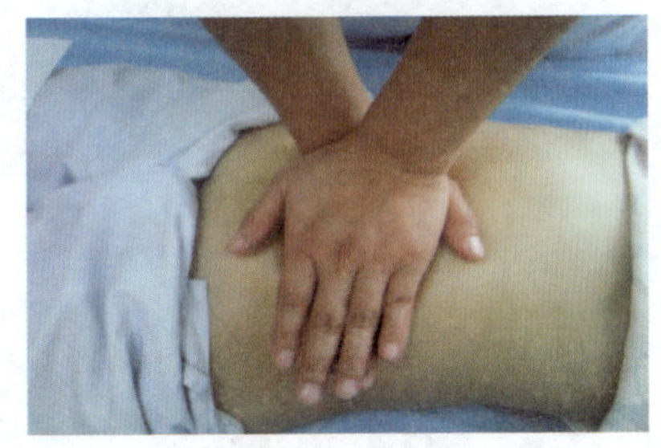

图 11–39　推脾运胃

按揉足三里如图 11–40 所示。

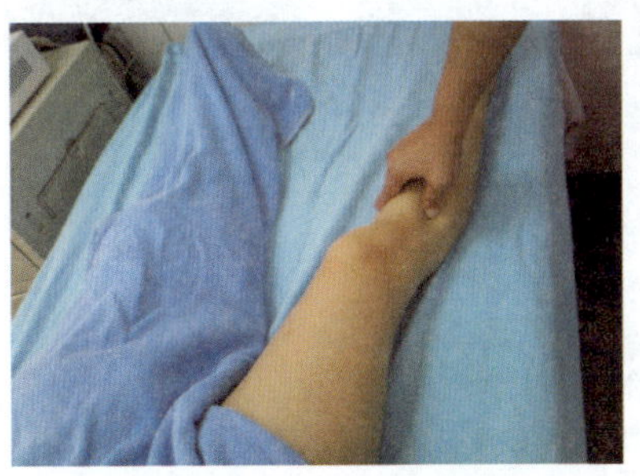

图 11–40　按揉足三里

第五节 乳汁淤积按摩

乳汁淤积是因为乳汁分泌过多而没有及时排空，或者在乳腺管还没有通畅的情况下就进行大补所引起的。乳汁淤积常发生在产后 3~7 日内，如果不及时处理，很容易发生急性乳腺炎。其表现为乳房出现一些肿块，肿块可以移动，表面光滑，肤色不变，按压会胀痛，皮肤不热或者微热，与肿块相对应的乳孔没有乳汁排出。各类乳汁淤积如图 11–41 所示。

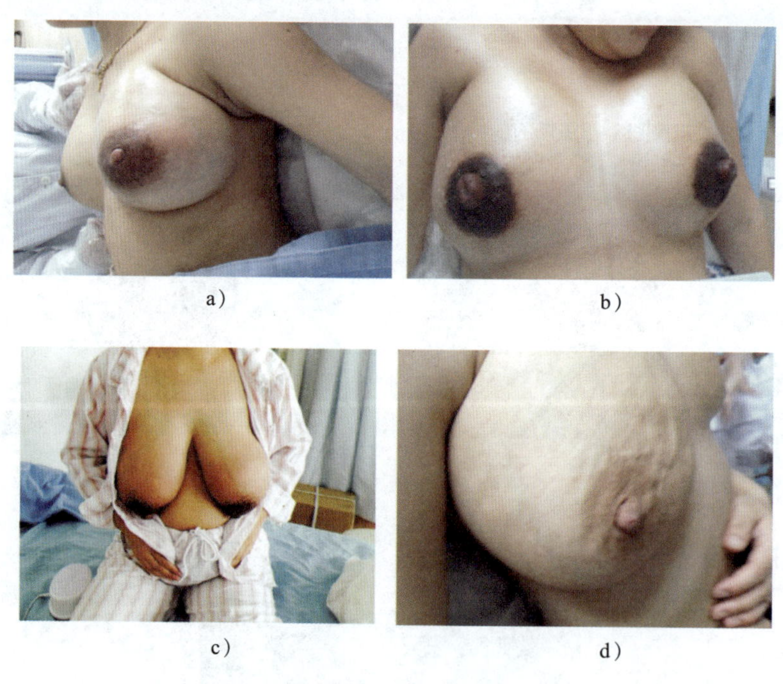

图 11–41 乳汁淤积

一、按摩手法

常用于治疗乳汁淤积的按摩手法有：点按法、捏拿法、指揉法、指摩法等。

二、按摩穴位

按摩穴位有神庭、百会、风池、肩井、极泉、膻中、乳中、乳根、天池、膺窗、神封、曲池、合谷、少泽等。

三、按摩步骤和方法

步骤 1. 让产妇端坐或仰卧位，操作者站在产妇后面，左手扶住产妇肩膀，右手呈五指伞形状展开，稍用力，由头前额开始，从“神庭”渐移到“百会”，再移到“风池”，这样反复做 8 次。按百会如图 11–42 所示。

步骤 2. 双手拿捏两侧肩井，拿捏 2 分钟，如图 11–43 所示。

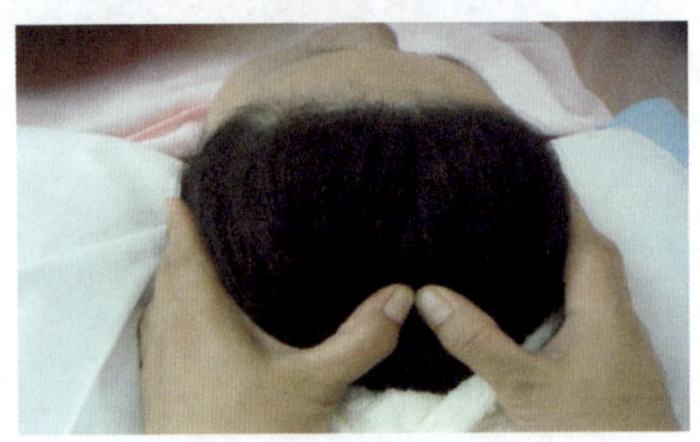

图 11–42 按百会

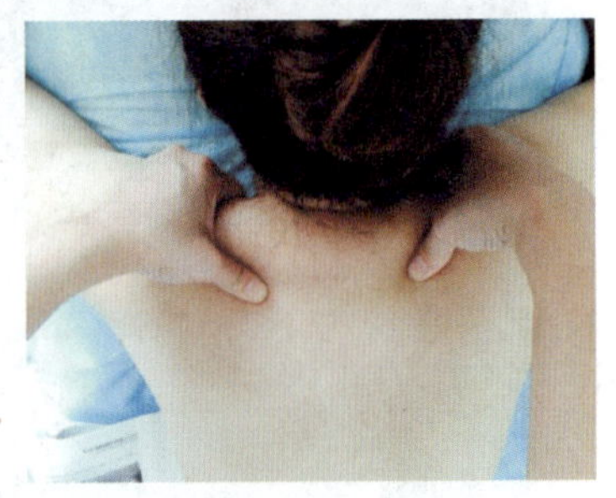

图 11–43 拿捏两侧肩井

步骤 3. 用热毛巾敷乳房，约敷 5 分钟。

步骤 4. 将按摩油抹在产妇乳房上，一只手托起患侧乳房，另一只手三指并拢，在乳头和乳晕处轻轻揉动，以引起排乳反射。接着在乳头外侧到乳头处用指揉、指摩等手法按摩，直到肿块消失，淤乳排出。指揉、指摩如图 11–44 所示。

步骤 5. 拿捏患侧胸大肌 5 次左右。

步骤 6. 弹拨“极泉”5 次左右。

步骤 7. 用力点按膻中、乳中、乳根、天池、膺窗、曲池、合谷、少泽等穴位。其中点按乳根、膺窗、曲池如图 11–45 至图 11–47 所示。

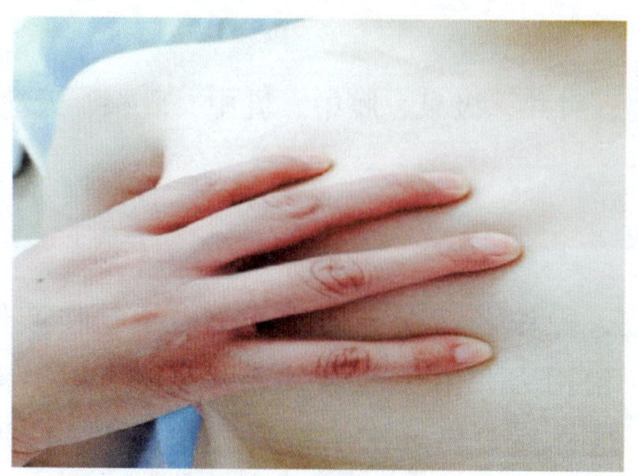

图 11-44　指揉、指摩

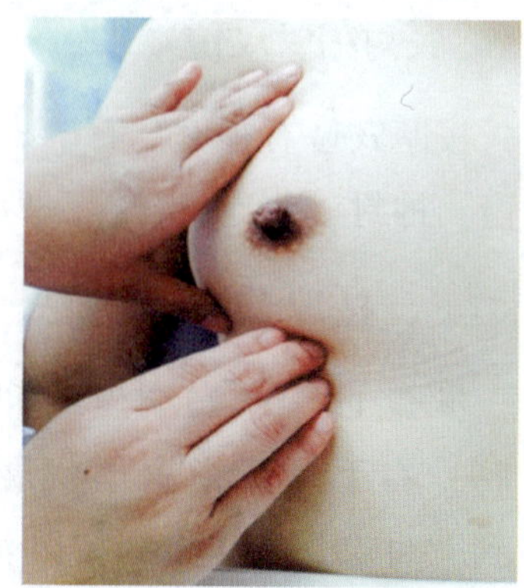

图 11-45　点按乳根

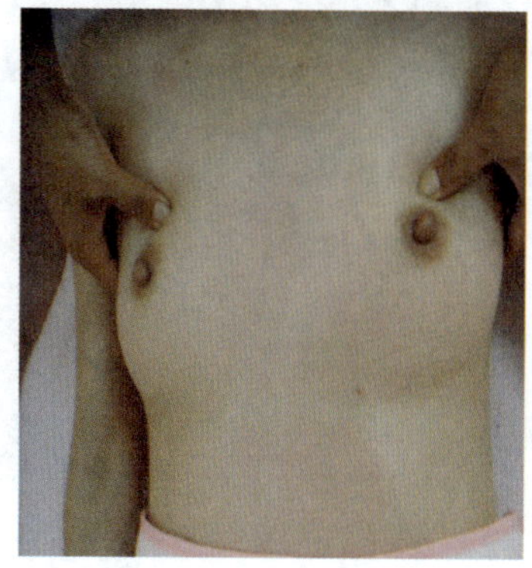

图 11-46　点按膺窗

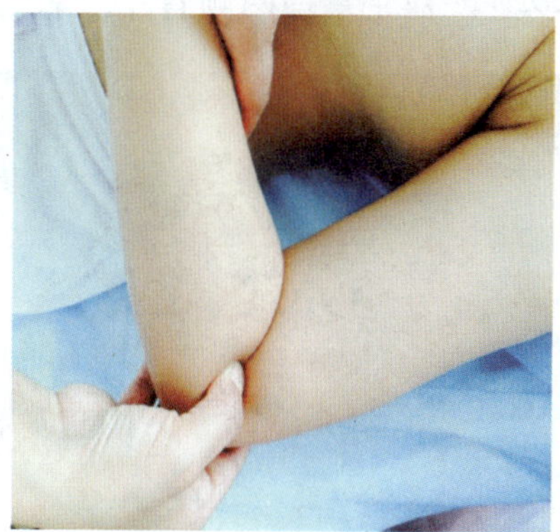

图 11-47　点按曲池

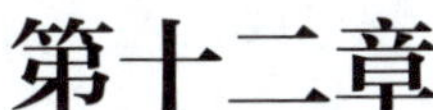

第十二章 产后心理问题与母乳喂养指导

第一节　关注产妇心理问题

“十月怀胎，一朝分娩。”分娩后产妇的心理变化极为复杂，往往存在着喜忧参半，喜的是自己已成为母亲，忧的是对分娩过程的恐惧、母婴角色的转变、对产后身材恢复的担心，这导致产妇容易产生紧张、焦虑、害怕等负面情绪。长期的不良心理会给产妇及其家人带来严重困扰，不利于产后恢复。此外，还易使产妇无法坚持母乳喂养，影响新生儿的身体健康。因此，应关注产妇的心理状态，给予产妇针对性的护理措施。

一、充分休息

分娩后，产妇会感到精疲力竭，情绪波动较大，急需好好休息，调适情绪。因此，要为产妇提供一个整洁、舒适、安静的环境，以利于产妇休息与恢复。

二、健康宣教

积极主动与产妇交流，用心倾听其内心想法，鼓励产妇多与家人及朋友交流，介绍认识其他新母亲、交流各自的感受，指导护理婴儿的一般知识及技能，让产妇多与婴儿进行情感交流。及时进行母乳喂养指导，讲解母乳喂养的优点。

避免和产妇沟通一些敏感性话题，如孩子的性别、体形恢复、孩子将加重家庭的经济负担等。

三、家人支持

与产妇家庭成员进行沟通交流，了解产妇家属心理感受。调动家人配合的积极性，主动陪伴在产妇身边，给予产妇更多的关心与关爱，缓解产妇焦虑、抑郁等负面情绪。作为中间纽带，丈夫要协调好产妇与家庭成员之间的关系。此外，家人还要耐心倾听产妇的想法，使其树立信心，感受到家庭的温暖及家人的支持。

四、产后恢复

指导产妇放松和恢复的训练方法，以达到消除肌肉、精神紧张，缓解疲劳的目的，增强产妇应对生活压力的信心，消除紧张、不安等情绪。

第二节　产后抑郁与母乳喂养支持

产后抑郁症是指女性生产后出现的一种以情绪障碍为主的心理疾病。一般在产后 4 周内出现下列症状中的五种或五种以上并至少持续 2 周：抑郁情绪，兴趣与快乐感减弱，在未控制饮食的情况下体重减轻或增加超过 5%，失眠或嗜睡，兴奋或迟钝，易疲劳，无意义感及价值感，过度自责内疚，注意力不集中或优柔寡断，反复出现自残、自杀的想法。产后抑郁症影响着产后女性的身心健康。产后抑郁的起病较为隐匿，不易被家属发觉，多在女性产后 2 周内发生，在产后 4~6 周症状较为明显，一般于产后 6 个月症状开始减轻或缓解。但有部分患者的产后抑郁症状可持续 1~2 年甚至更长，而且有 20%~30%的产后抑郁患者会在再次妊娠时出现疾病的复发。增加产后抑郁风险的压力源有生理的，也有心理的，主要有三个：睡眠障碍、疼痛和心理创伤。

产后抑郁可以依据一些量表进行诊断，如爱丁堡产后抑郁量表。这需要产妇到医院的心理专科进行专业诊断。

一、产后抑郁的症状

孕期在胎盘生成的激素和神经内分泌的影响下，孕妇体内各系统发生一系列生理变化，以适应胎儿生长发育和应对分娩，而产后随着身体各器官逐渐恢复至正常未孕状态，产妇的生理和心理均会发生急剧变化，加之哺乳、照顾和抚养新生儿等原因，故分娩后以及妊娠期都有可能出现睡眠、饮食习惯、性欲等多种改变，而这些改变容易与抑郁症状相混淆，所以围产期抑郁常常会被漏诊。

产后抑郁的临床表现类似一般的抑郁症状。常见临床症状及表现包括：

1. 发病初期多以情绪低落为主，具体可表现为时常感觉自我沮丧、心情特别压抑，对生活缺乏起码的信心，无法找到自己生活的意义。

2. 思维迟缓且自我评价过低，具体表现为，与之前相比，患者觉得自己的思维能力明显下降，思维速度明显变慢，懒言少语、不想动。

3. 患者常常感到自责、自卑甚至自暴自弃，遇事十分容易焦虑或者脾气暴躁，对周围的家属、朋友等充满敌意，无法与身边的人和谐相处。

4. 躯体不适症状比较明显。患者主观上感觉精力明显不足，常常无精打采，对日常生活起居都觉得力不从心，还会出现恶心、头痛、健忘、失眠或嗜睡、饮食减少或增加等。另外，常会出现的泌乳减少明显影响患者自身的心理状态及婴儿的正常进食、营养等。

5. 严重时患者会失去对生活的信心，感觉生活毫无意义，对外界警戒性过高，行为言语等充满攻击性，甚至会产生自伤自杀、残害婴儿等一系列极端的行为。

二、产后抑郁的影响

1. 对产妇的影响

产后抑郁的产妇常常有注意力不集中、思维变慢、记忆力减退的症状，对其生活造成了不同程度的影响。产后抑郁的产妇还容易出现产后阴道流血量增多、子宫复旧不良、睡眠质量降低等一系列产后并发症。

2. 对母乳的影响

产后抑郁对母乳的分泌、营养成分、喂养持续时间均有影响。产妇焦虑、抑郁会导致其自信心下降，使母乳喂养次数减少；产后抑郁情绪还会干扰人体下丘脑、垂体的正常功能，进而延缓初乳始动时间，降低泌乳量。

3. 对婴儿发育的影响

产妇产后抑郁会对婴儿的生长发育有着不同程度的负面影响。产妇的心理问题会增加儿童认知功能障碍、语言障碍、行为问题的风险。婴儿期是儿童身心发育的关键时期，尤其是不足 6 月龄的婴儿，该时期需要母亲充满爱心的目光、温柔的拥抱、轻柔的抚摩等非语言沟通，而产后抑郁的产妇往往由于自身情感低落导致母亲角色缺乏，不能给予婴儿相应的非言语及言语交流，进而影响婴儿智力及语言的发育。此外，产后抑郁也会缩短母乳喂养时间，甚至导致母乳喂养的终止。产后抑郁的产妇还可能会出现残害、杀害婴幼儿的极端想法及行为。

三、进行心理干预

1. 情绪调整

产妇在遇到情绪问题时，最根本的需求就是得到理解和安抚。只有当产妇获得了必要的理解和安抚，才能够彻底宣泄情绪上的不满，更加积极地认清自我，客观地面对生活，对心态产生积极的影响，开始自己新的生活。这种方法的主要目的，就是营造让产妇愿意倾诉和宣泄的氛围，使其感觉得到了别人的尊重和支持。

2. 倾听

用真诚的态度听取产妇的倾诉，不批评、不判断，以对方为中心，鼓励产妇降低或放弃心理防线，将郁积于内心的秘密畅快地倾诉出来。这样，产妇原有的不良心理状态就会逐渐减轻或消除。

3. 同感

深入了解产妇对于外界事物的心理反应，明确感受产妇的迷茫、诉求和情绪，并用其所能够理解的语言形式把自己的感受告诉对方，必要时应当及时纠正产妇原来较为杂乱的思想和误解。深层次的同感需要对产妇情绪感受的深层含义做出理性的判断，并通过准确的言语来表达。

4. 认知改变方法

侧重改变认知的方法就是帮助产妇认识并找出自己隐藏在不良情绪背后的非理性认知，以理性的认知取代，并把这种理性的认知方式加以巩固和提高，使整个心理健康层次得到提升。

5. 行为训练方法

通过对行为的重建、角色扮演法和行为模仿法，帮助产妇获得新的正确的行为反应，引导产妇对人际关系及个人情况有所认识，进而改变产妇对某一问题的看法。

通过行为契约法和代币制法，增强产妇的自我约束能力，培养良好的行为习惯，建立对人对己的责任心。比如用小卡片、小贴画、五角星等有明确计量单位的实物，代替金钱去交换其他奖励，反复训练。

6. 药物治疗

不论是治疗轻度、中度还是重度产后抑郁症，都有多种不同的方式可供选择，除了单胺氧化酵素抑制酶抗抑郁药之外，其余药物在哺乳期均可使用，且大多可以合并使用。

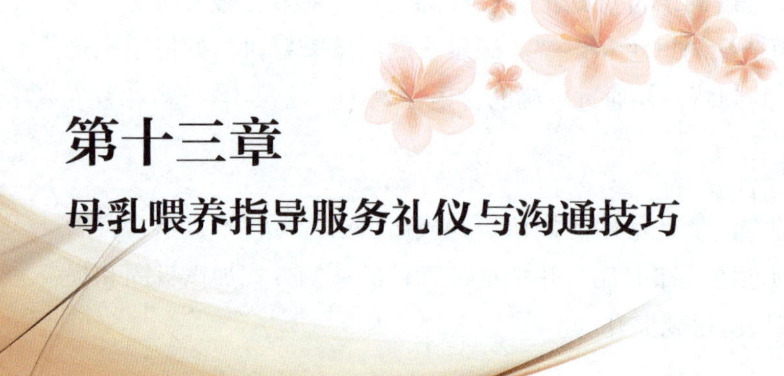

第十三章

母乳喂养指导服务礼仪与沟通技巧

有效的职业沟通已成为人们生存与发展所必需的基本能力，拥有了沟通能力就等于掌握了成功的钥匙。很多机构的调查表明，企业中70%以上的问题来自沟通不畅。给企业造成最大损失的，不是技术不精良，不是人手不够多，不是资金不到位，也不是理念不先进，而是企业与企业之间或企业内部部门与部门之间、人与人之间的沟通不通畅。如企业的效率低下、执行力差、管理层和执行层的不和谐等问题在很大程度上都可归结为沟通不畅。所以，有效的职业沟通是企业利润的源泉，也是职业人士获得成功的核心能力。

母乳喂养指导人员作为给母婴提供母乳喂养咨询和服务工作的专业人员，其语言和行为会影响母亲对母乳喂养知识的有效认识与理解。良好的礼仪与沟通会使母亲获得母乳喂养的自信。因此，有效的沟通至关重要。母乳喂养指导人员必须重视沟通技巧的培养。

第一节　服务礼仪

一、服饰礼仪

服饰礼仪要求母乳喂养指导人员着装整洁干净，最好穿职业装，佩戴服务胸卡，不化妆或化淡妆，不佩戴首饰，穿平底鞋。

二、仪表规范

仪表规范要求母乳喂养指导人员注意个人卫生，不留长指甲，不戴戒指等硬物，以免划伤产妇。母乳喂养指导人员头发要整齐，前不过眉，后不过肩，散发及过肩长发必须戴发网。

三、语言礼仪

语言礼仪要求母乳喂养指导人员说话要温和、礼貌，在工作场所注意使用规范性语言，并控制音量。控制自己的情绪，在任何情况下说话都要温和，嗓门不要太大，语速不要太快，应以让产妇感到心情舒畅为宜。

四、行为礼仪

行为礼仪要求母乳喂养指导人员进入客户房间需敲门，主动向产妇和家属问好，对产妇及其家人的称呼要得当；进屋时按要求换拖鞋或戴鞋套；耐心询问产妇的情况，解释操作过程，了解产妇身体感受和心理反应，并做好档案记录，对产妇提出的问题及时给予答复；临走时要向客户礼貌道别。

第二节　沟通技巧

一、职业沟通概述

职业沟通是在职场中人与人之间用语言、文字等符号交流信息、思想和情感，达成职业活动的双向互动过程。

职业沟通的目的是让职业工作关系的对方理解自己的意图，取得对方的支持，保持良好关系，相互理解，相互支持，相互信赖。

沟通中，发信者将信息通过多种渠道传送给收信者，收信者会给发信者一定的反馈，因此说职业沟通是双向互动的过程。

二、职业沟通技巧

职业沟通技巧主要包含面对面沟通技巧、电话沟通技巧、倾听技巧等。

（一）面对面沟通技巧

1. 面对面沟通的特点

（1）直接、亲切。面对面沟通不仅可以通过语言交谈得到信息，而且可以从对方的声音和身体姿态上获得信息。讲话者可以利用情绪的感染力大大增强沟通效果。通过自信的表达、积极的倾听、恰当的提问充分展现一个人的沟通能力，使信息、思想和情感得到充分的交流。

（2）迅速、深入。和书面沟通相比，面对面沟通可以立即实现双方的交流，还可以迅速得到对方的反馈信息，以便做进一步深层次的交流。

（3）澄清。面对面沟通时，双方可以即时提问，以澄清含混的信息，减少误解，实现快速有效的沟通。

但面对面沟通也有缺点，如需要反应敏捷，不利于信息的保留和储存。

2. 面对面沟通的分类

（1）自发性交谈：无固定目的，如朋友、同事、亲戚之间的偶然相遇，引发出话题，随意进行交谈的过程。

（2）面谈：为了某些特定的目标，在一个组织中有计划地通过两个人（或更多人）之间面对面沟通和交流信息的过程。

3. 面对面沟通的目的

（1）传递信息。

（2）寻求观念和行为改变。

（3）做出决策。

（4）解决问题。

（5）探求新信息。

4. 面谈沟通过程

（1）沟通前的准备：明确面谈沟通的目的；知道面谈沟通的对象是谁；确定面谈沟通的地点和时间；考虑面谈沟通的内容；把握面谈沟通的方式。

（2）营造氛围的技巧：简要概述面谈者自身所面临的问题，就某个问题征求意见或寻求帮助；向面谈对象列举出你的建议及解决问题的方法，打开话题；不谈问题本身而谈其背景；说出你代表的组织、公司、团体或派你与面谈对象见面者的名字；明确占用对方多少时间，十分钟或半小时；表述要明确，以提问为先导。

（3）阐明目的：除非由于某些特殊的目的有意不向面谈对象透露这些信息，否则，就要在开始阶段提出面谈目的。

（4）交流信息：交流信息是面谈的关键阶段，它占据面谈大约 90% 的时间，主要用于获取信息、传递信息和阐明信息。

（5）结束面谈：在结束面谈时应该对面谈的内容作简要归纳，这有助于确认面谈双方对问题的理解与认识，提高所获信息的准确性，从而有效避免误解。

5. 面谈的原则

（1）把握局面，营造氛围。通过充分的面谈前准备，要树立十足的自信，做到表达自然，态度平和。注意穿着搭配，衣着得体，交谈环境和主题相适宜，适时寒暄赞美，调和轻松话题。

（2）目的明确，清晰准确。交谈逻辑清楚，始终有一条主线贯穿其中，表达简洁，富有活力。资料准确，表达清晰。

（3）认真倾听，真诚友好。在沟通的过程中，要保持礼貌和友好，要注意表达感受的方式，不能直接伤害和触怒对方，先肯定成绩，再指出缺点。学会换位思考，控制自己情绪。

（4）实事求是，客观评价。尊重事实，运用智慧、理性的判断以及丰富的业务经验，客观全面做出评价。

（二）电话沟通技巧

1. 拨打电话原则

（1）呈现你的真诚和友善。微笑着开始说话，要知道，对方能感受到你的微笑。

（2）以职业化的问候开始。问候之后确认一下接电话的是何人，是不是你要找的人，接下来主动说明自己的身份。

（3）简要说明通话目的。要求说话简洁、清晰、明了。

（4）算好时间。打长途电话或给国外打电话要选择双方都方便的时间，以免打扰对方休息。

（5）写好通话提纲。如果内容多，时间长，应写好通话提纲，在电话结束前确认一下主要观点。如果你要找的人不在，可以请接电话的人转告，可以留言或询问何时可以再打电话找到需要沟通的人，最后道谢。

（6）如果拨错了电话，要说“对不起”，以示歉意。

2. 接听电话原则

（1）及时接听。不要让铃声响太久；要迅速接听，最好在响铃第二声后立即接听。

（2）自报家门。拿起电话先问好，接着介绍自己，报出单位和自己的名字，然后确认对方的单位、姓名及来电话的意图。

（3）适当回应。如对方讲话比较长，不要沉默，要有响应，否则对方不知你是否在听。

（4）做好记录。接电话前准备好笔记本，认真做电话记录，随时做好“5w1h”（when 何时、who 何人、where 何地、what 何事、why 为什么，how 怎么进行）。

（5）声音的控制。打电话的声音过高或过低都不好，太高有大喊大叫之嫌，太低则对方听不清。

（6）谁先挂电话。尊者和客户先挂断，双方平级时谁打来的电话谁先挂。

（三）倾听技巧

1. 倾听的积极意义

倾听是一种对说话者积极关注的有效行为，通常情况下倾听占据了整个沟通时间的 45%。倾听不仅是获取声音和词汇，更需要有意识地去发现和理解说话者隐含的意思，是一种建立有效关系的创造性活动。

会说话是一种才能，会倾听则不仅是一种才能，也是一种修养。耳听八方，广纳群言，能使我们保持清醒的头脑。在与人沟通中，倾听与说话一样重要。倾听是一种与人为善、谦虚谨慎的姿态。倾听是理解，是尊重，是接纳，是分担痛苦，是分享快乐。它的意义远不止是给对方一个表达意见的机会，它实际上是放下姿态，用温暖的笑脸去面对说话者，加强彼此的沟通，获得对方的尊重与信任。

倾听有利于彼此了解。通往别人内心世界的第一步就是认真倾听，在陈述自己的观点之前先让对方畅所欲言，就可以有的放矢，找到说服对方的关键。

倾听还有利于获得友谊和信任。真正的沟通高手不是因为自己具有雄辩的天才，而是因为具有聆听他人谈话的耐心和技巧。在与人交谈的时候，认真聆听，对对方的话题表示出浓厚的兴趣，实际上是对对方最大的尊重。

2. 倾听的三个方法

（1）通过非语言行为，如眼睛接触、某个放松的姿势、某种友好的脸部表情和宜人的语调，建立一种积极的氛围。如果表现得留意、专心和放松，对方就会感到受重视和更安全。

（2）对客户的需要表示出兴趣。只有带着理解和相互尊重的态度进行倾听，才能表现出对对方需要的兴趣。

（3）以关心的态度倾听像是一块共鸣板，让对方能够试探你的意见和情感，会觉得你是以一种非裁决的、非评判的姿态出现的。不要马上就问许多问题，不停地提问给人的印象往往是听者在“拷问”对方。

3. 倾听的障碍

在沟通的过程中，造成沟通效率低下的最大原因在于倾听者本身。研究表明，信息的失真主要是在理解和传播阶段，归根到底在于倾听者的以下主观因素：

（1）倾听者过于自我。人们习惯于关注自我，总认为自己才是对的。在倾听过程中，过于注意自己的观点，喜欢听与自己观点一致的意见，对不同的意见往往是置若罔闻，错过了聆听他人观点的机会。

（2）倾听者已有的偏见。先入为主往往会影响正确的判断。如果臆断某人愚蠢或无能，你就不会对他（她）说的话给予关注。

（3）倾听者急于表达自己，说服对方。许多人认为只有说话才是表达自己、说服对方的唯一有效方式，若要掌握主动，便只有说。在这种思维习惯下，人们容易在他人还未说完的时候，就迫不及待地打断对方。

（4）倾听者急于结束谈话。如果注意力不集中，那么你只会把一部分注意力放在倾听上。如果你觉得对方的话无聊或让你感到不自在，可能会改变话题或者讲笑话，终止对方谈话的思路。在倾听的过程中具体表现为：

1）随意打断对方讲事，以便讲自己的故事或提出意见。

2）没有和对方进行目光交流。

3）任意终止对方的思路，或者问了太多的细节问题。

4）催促对方，同时接打电话、写字、发电子邮件等。

4. 有效倾听的三个层次

（1）排除干扰。干扰主要有三种：一种是噪声干扰，噪声干扰指声音方面的干扰。第二种是认知干扰，人们说话时总是根据自己的习惯来表达，或是认为自己比别人强，这就会影响听的能力。第三种是情绪干扰，大多数人在非常情绪化的时候无法做到主动倾听，激动的情绪会干扰主动倾听。

干扰还与其他因素有关，如浓烈的香水味、过高的室内温度、夸张的服饰等。在倾听的时候，要排除干扰，做深呼吸，稳定情绪，不仅要听到对方所说内容，还要听清楚对方所讲的中心思想，捕捉要点。

（2）身体参与、言语参与。

适当回应：身体语言应该是积极开放的动作，如赞许地点头、关注的目光、对谈话感兴趣的表情等。

可以说：对、是这样、有道理等；或说："你刚才说的是……""你的意思是……""这一点请再说一遍"，或提问："能举个例子吗""后来怎么样"等。

问题要简短，时机要恰当，必要时要做笔记。

（3）思想参与（同理心倾听）。要集中注意力，保持良好的精神状态去接收信息。不仅听，还要全神贯注地观察；善于归纳讲话者的语言及情感内容；理解而不是评价，认真思考而不是想着去挑毛病、想对策和考虑如何说服对方。

从讲话者那里接收到全面的信息，不急于下结论。避免预先判断对方讲什么；不要让你的偏见影响对信息全面、准确的接收；避免急于插话，让对方把话说完，不打断对方。

总之，同理心倾听是倾听的最高层次，出发点是为了"了解"而非为了"反应"，也就是通过交流去了解别人的观念、感受。同理心倾听要做到以下"五到"：

1）耳到（耳朵听进去）。

2）口到（声调）。

3）手到（用身体表达）。

4）眼到（观察身体语言）。

5）心到（用心灵体会）。

三、母乳喂养咨询与指导的沟通技巧

大多数母亲并没有明显的、持续的问题，她们更需要得到聆听、认可和鼓励，如“你这样抱着孩子很好！”“你做得很不错！”这有助于提升母亲的价值感。对于母乳喂养指导人员来说，在提供咨询和解决方案前，能收集到足够的信息和母亲自己的观点是非常重要的。

1. 沟通的 6 个技巧

（1）有帮助的非语言性交流。包括平起平坐（姿势）、关注对方（目光交流）、移去障碍（障碍物）、从容不迫（交谈时间）、适当抚慰（接触）。

（2）询问开放式的问题。多问开放式的问题，以“如何”“何时”“何地”“为什么”开始。回答这些问题时，母亲必然会告诉你很多信息。

（3）用应答和表情表示关注。鼓励母亲交谈的方法是使用表情，如点头或微笑；并进行简单的应答，如“嗯”“啊”“哦”，显示你对母亲的话感兴趣。

（4）复述母亲所说的话。复述对方对你所说的话，表示你已听明白，鼓励她接着说，最好使用稍微不同的语言。比如母亲说：“我不知道给孩子吃什么，他什么都不吃。”可复述为：“你的孩子不吃你喂的食物吗？”

（5）同感——表示理解母亲的感受。比如母亲说：“我的孩子总想吃，使我很疲倦。”你可以说：“确实宝宝老是吃奶，你会感到很疲倦。”

（6）避免使用判断性的词汇，如对、错、好、坏、正确、错误等。这些词汇会让母亲觉得她做错了，或者她的婴儿出了什么问题，从而感到负疚，没有信心。有时也可以使用“好”这个词来树立母亲的信心。

2. 树立信心和提供支持技巧

（1）接受母亲的想法和感受（中立态度）。接受是做出中立的反应，既不同意也不反对。

（2）对母亲的正确做法给予表扬。作为咨询者，要学会发现母亲正确的做法，然后加以认可和赞许。

（3）给予实际帮助。比如可以手把手教给她们如何哺乳，注意哺乳的姿势、乳房含接等。

（4）提供少量相关信息。相关信息是指当前对母亲有帮助的信息。比如，母亲认为自己的奶水不够时，可以告诉母亲："多让孩子吸吮会使奶水变得更多。"又如，面对2个月大的婴儿完全母乳喂养问题，告诉母亲："婴儿6个月前坚持纯母乳喂养。"

（5）使用通俗易懂的语言。给母亲讲解时使用简单常用的语句。

（6）提出一两条建议而不是命令。注意不要要求或者命令母亲，这样不利于她建立自信心。咨询时建议母亲可以采用不同的做法，然后由她自己决定。

这里把沟通技巧总结为"四多""两少"沟通法：

"四多"：多听、多问、多用乐观的语调、多用非语言沟通。

"两少"：少用"我"字。在与客户沟通过程中，一般不用"我"字，过多地强调"我"，容易引起客户的反感，最好多用"我们""咱们"等，以拉近与客户的心理距离。少反驳客户的意见。客户的标准与自己也许有所不同，但在内心里也一定要认同"客户的话永远有道理"（在不违反国家法律、法规的前提下），不直接反驳客户，换位思考，在不违背公序良俗情况下与客户达成共识。

综上所述，沟通是一门艺术，掌握沟通的技巧，有利于工作的开展。

第三节　双向交流与共同决策

一、双向交流

让母亲说出自己在喂养过程中存在的忧虑和疑问，并且确认和尊重她们的需要，相较于对母亲单向地灌输更为重要。总结哺乳期母亲的需求主要包括以下几个方面。

（一）母亲的价值观、偏好和表达的需求必须得到尊重

了解并尊重母亲的价值观、偏好和表达的需求更有利于相互交流。在交流中保护和尊重母亲自己的意愿及偏好非常重要。

例如，通过孕期教育，准妈妈们往往已经形成了自己的观点和经验，这时以母亲为中心的交流就很重要。建议以开放式的问题开始，如“你有了解过母乳喂养吗”。然后用自己的语言总结母亲的顾虑，以表明你理解其观点；最后再给予针对性的教育和帮助。

（二）母亲希望接受的咨询和指导是系统连贯的

在咨询沟通中，母亲及其家人是亲历者，如果他们接受的指导看起来是有效协调且整合连贯的，并且能充分考虑他们的个人需求和现状，那么他们就会对你付诸信任或信心。

（三）提高母亲身体的舒适度

无论用什么标准来判断母亲或婴儿是否存在问题，母亲仍然期望专业人员能改善她们的不适。忽略母亲主诉的不适的解答都无法满足她的需要。

（四）给予情感支持

母乳喂养出现问题会给母亲及其家人带来情绪和心理负担，这些负担通常与身体负担同等沉重。当这些需求得到承认和解决时，她会感觉遭受的痛

苦越来越少，并且更快地得到痊愈。所以，母亲需要得到真正的关心和支持，获取表达她们自己的感觉和担心的机会。

（五）母亲更希望有家人和朋友的支持与参与

家庭成员、亲密朋友的支持对哺乳母亲产生的影响大于任何专业人员。咨询过程中需要将哺乳母亲在家的情况纳入考察范围内，家庭成员、家庭经济、家务时间、母亲的健康水平、在家和社区内的日常活动等对成功母乳喂养婴儿具有很大影响。家人和朋友会给予爱和鼓励，甚至他们可以帮助做饭，照顾较大的孩子，清扫房间或承担母亲在日常生活中难以兼顾的各种角色和责任，这对母亲的支持无疑是最实际且有效的。

二、共同决策

通过沟通交流，母乳喂养指导人员会对现存或潜在的问题有一个判断，并会提供解决方案。如果不考虑母亲的自身原因，母乳喂养指导人员可能无法完成所制定的方案，所以，共同决策要充分考虑母亲在决策中的价值观和偏好，并将其置于整个决策的中心。尤其当干预行为的有益证据和伤害证据相似或不确定时，母亲的价值观和偏好对于下一步干预措施的形成尤为重要。需要谨记的是：母乳喂养指导人员的工作目的是倾听以及建立母亲们的自信，给予其鼓励而不是代替她们做决定。

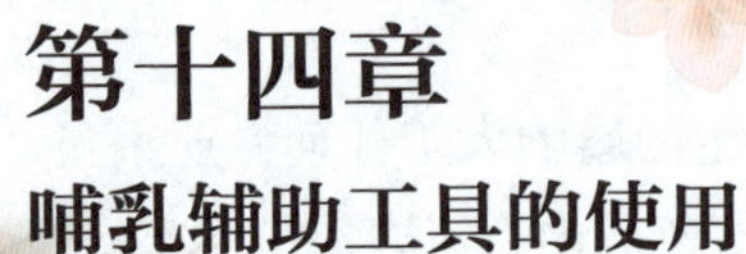

第十四章

哺乳辅助工具的使用

第一节　吸奶器的选择与注意事项

一、吸奶器的应用

（一）吸奶器的一般适用范围

1. 母婴分离，如早产儿、婴儿无法直接吮吸母乳时。

2. 母亲身体出现特定疾病或状况，需要暂停母乳喂养一段时间时。

3. 母亲乳头发生各种问题，无法坚持亲喂或暂停母乳亲喂时。

4. 职场母亲希望持续母乳喂养，维持乳房泌乳时。

5. 乳汁不足，需要增加奶量时。

（二）吸奶器的类型

吸奶器分为手动型、电动型。

1. 手动型

常用的手动吸奶器为按压式，如图 14–1 所示。此类产品相对价格较低，携带方便；缺点是单一动作按压，容易造成手腕疲劳。手动吸奶器没有挡位选择，可能吸力太小或太大。手动吸奶器适合短期内需要吸奶的母亲。

2. 电动型

电动吸奶器又分为单泵和双泵。优点是有挡位可以选择，吸力可以根据自我感受调节；缺点是相对价格较高，携带相对不便。电动吸奶器适合需要经常使用吸奶器的母亲，如持续职场母乳喂养、乳汁不足需增加奶量的母亲。图 14–2 所示为电动吸奶器。

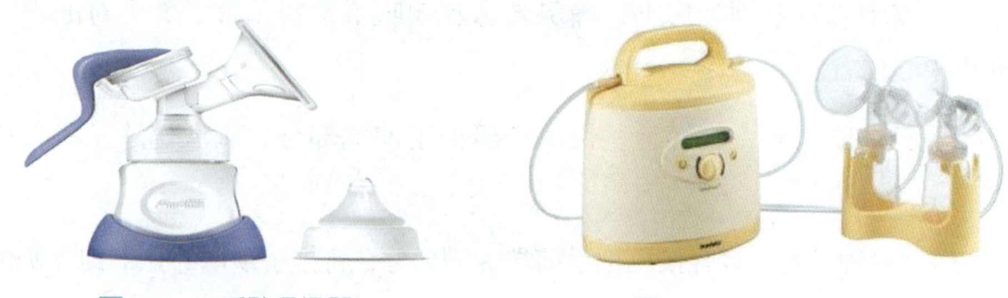

图 14–1　手动吸奶器　　图 14–2　电动吸奶器

（三）选购要点

无论哪种类型的吸奶器，一定要注意选择合适型号的喇叭罩。

合适的喇叭罩可以减少对乳头的磨损，在吸奶的时候有助于获取最大乳汁量。喇叭罩太大或太小都会造成乳头损伤；合适的喇叭罩，应该是吸奶时乳头正好在喇叭口中间，能自由伸缩，不摩擦乳头，不让人感到疼痛（见图 14–3）。

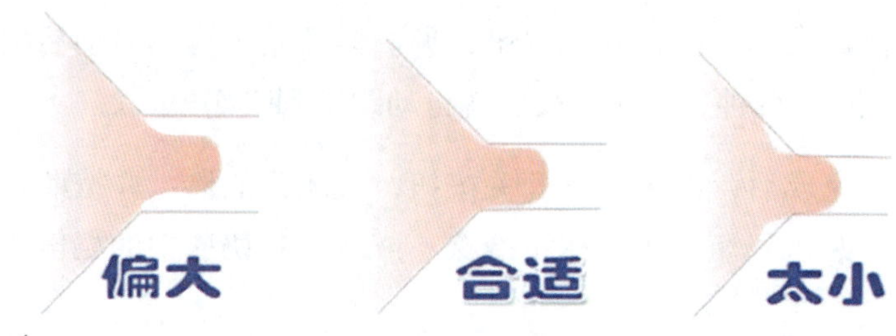

图 14–3　不同型号的喇叭罩

二、吸奶器的操作步骤

（一）检查评估

使用吸奶器之前，检查各部件安装是否正确。确定密封阀完好，无漏气。

（二）操作方法

1. 手动吸奶器的操作方法

（1）将喇叭罩罩到乳房上，确保乳房和喇叭罩紧密贴合，乳头对准喇叭罩的正中心位置。

（2）身体略前倾，轻轻地、快速按压把手前端部分，刺激奶阵（喷乳反射）。

（3）2 分钟左右，轻轻按压把手前端卡槽部分，将把手顶部的孔卡到吸奶位置。切换之后，再继续按下和松开把手，调整吸力，找到最适合自己的力度。

（4）吸奶完成后，按照正确的方法将吸出的乳汁装入奶瓶，放入冰箱冷藏，或者将集奶瓶中的奶倒入储奶袋冷冻。

2. 电动吸奶器的操作方法

电动吸奶器与手动吸奶器操作方法略有不同。电动吸奶器的操作方法如下：

（1）将喇叭罩罩到乳房上，确保乳房和喇叭罩紧密贴合，乳头对准喇叭罩的正中心位置。

（2）身体略前倾，按下开关按钮，吸奶器开始工作。启动后按摩模式会先刺激按摩乳房 2 分钟，刺激结束后就自动跳转到吸奶模式。

（3）吸奶完成后，再次按下开关按钮，关闭吸奶器，并按照正确的方法将吸出的乳汁装入奶瓶，放入冰箱冷藏，或者将集奶瓶中的奶倒入储奶袋冷冻。

（三）用物处理

每次使用吸奶器之后，都要仔细清洗。

1. 使用洗手液清洁双手。

2. 拆卸吸奶器所有组件。

3. 用流动水清洗所有与乳房、乳汁接触的部件，可以使用小刷子蘸取清洁剂，帮助清除奶渍、油脂或灰尘。

4. 将奶瓶和容器开口向下，放置在干净的毛巾或纸巾上，等待自然晾干，确保没有水滴残留。

5. 晾干后的组件放在新的塑料袋或密闭容器中，以备下次使用。

6. 用消毒巾擦洗吸奶器表面和台面。

三、吸奶器使用注意事项

1. 不要用吸奶器代替婴儿吮吸

刚开始给婴儿喂奶时，有些母亲可能会乳头疼痛或身体疲劳。这时不要轻易尝试用吸奶器代替婴儿吮吸，吸奶器仅用于特别时刻，不能长期使用。正确的方法是尽快找到并解除乳头疼痛的原因，通过调整哺乳姿势和改善哺乳效率，缓解身体疲劳，从根源上解决问题。

2. 力度过大 / 时间过长会造成乳头损伤

吸奶器不是万能的。在乳汁淤积的情况下使用吸奶器，反而可能越吸越堵，频繁使用还将造成乳头水肿。因此使用吸奶器吸奶，时间不要过长，一般情况下两侧乳房加起来不要超过半小时。

3. 不要频繁使用吸奶器排空乳房

如果乳汁过多，宝宝只吮吸一侧乳房即可吃饱，另一侧胀奶不适时，用手挤掉一点点，不胀即可。不会用手挤奶可以使用吸奶器吸出少量乳汁，缓解胀痛，慢慢拉长吸奶间隔，同时慢慢减少每次的排奶量，经过一段时间的调节达到“供需平衡”。切不可排空，这将造成乳汁过量。

4. 吸奶器吸不出奶不一定是没有奶

乳汁的产生与移出，依赖于喷乳反射的发生。紧张、疼痛会抑制喷乳反射，吸不出来奶不等于没奶，这时母亲可以看着婴儿或者婴儿的照片，听些舒缓的音乐，放松心情。另外，产后最初几天的初乳，少而黏稠，挤不出来奶属于正常现象。最好的方法是让婴儿吸吮，对于新生儿来说，初乳的量已足够满足其需求。

5. 晚上不能只吸奶，不亲喂

夜间的母乳喂养，对宝宝的安全感建立非常重要。所以晚上不能只用吸奶器吸奶，不亲喂宝宝。可以通过调整母子作息，让哺乳成为促进母子亲情的事情。

第二节　乳旁加奶器的选择与注意事项

一、乳旁加奶器的应用

（一）乳旁加奶器的一般适用范围

乳旁加奶器也称为哺乳辅助器，在混合喂养时，可以避免使用人工奶嘴，减少乳头混淆发生概率。也可以帮助改善吸吮结构和模式，在保持亲喂的同时，增加乳汁的移出量和婴儿的摄入量。鼓励不情愿亲喂的婴儿，更长时间停留在乳房上。乳旁加奶器主要适用于以下情况：

1. 不接受通过奶瓶补充摄入的婴儿。

2. 不愿意使用奶瓶补充摄入的哺乳母亲。

3. 乳头混淆、早产等吸吮效率低下的婴儿。

4. 重新诱导泌乳的母亲。

乳旁加奶器也可以用于给收养的婴儿哺乳。

（二）乳旁加奶器的特点

乳旁加奶器是由一个装奶水的容器，连接 1~2 根细长、有弹力的硅胶软管组成。盛装奶水的容器可以是注射器，也可以是瓶子。使用时，乳旁加奶器挂在哺乳母亲脖子上或者放于身体一侧。管子通常用胶布贴在母亲乳房上，末端平齐或超出乳头 1~2 毫米。对于部分哺乳母亲来说，乳旁加奶器有一定的操作难度。

二、乳旁加奶器的使用方法

乳旁加奶器的使用如图 14–4 所示。

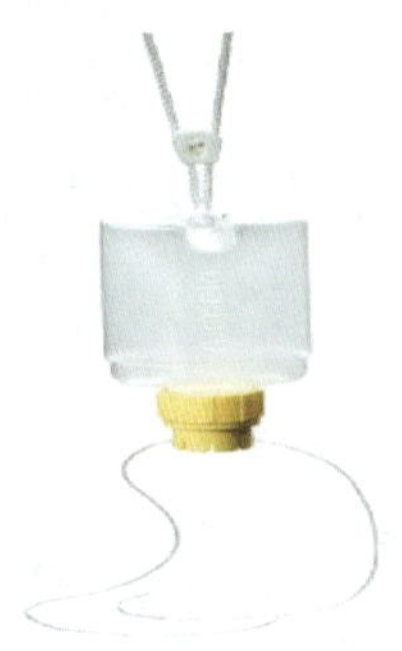
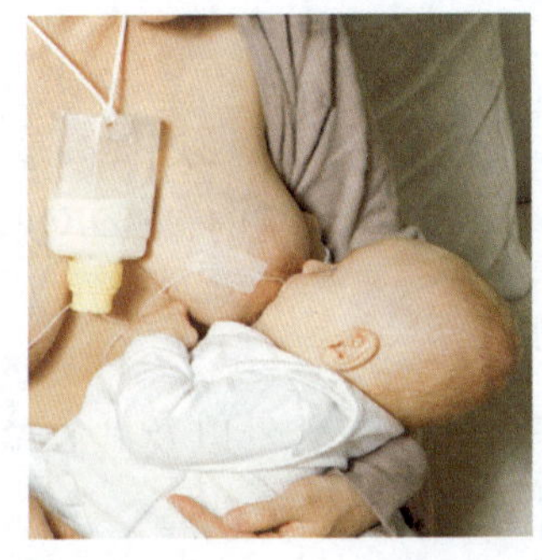

图 14–4　乳旁加奶器的使用

（一）检查评估

1. 使用前，仔细检查硅胶软管，无破损或断裂。

2. 确保瓶口盖紧，无松脱。

（二）使用方法

1. 将乳旁加奶器的瓶子装入适量的奶水（吸出的母乳或配方奶），安置在适当的位置，把硅胶软管预先用胶布平齐贴在母亲的乳头上，让婴儿同时含上乳头和管子。含得越好，哺乳辅助器越容易使用。因此，适当的姿势和含乳是很重要的。也可以让婴儿先含乳吮吸，在适当时间，以食指与拇指捏住管子，轻轻滑进婴儿嘴角，并慢慢地深入婴儿口腔后面。当补充乳汁能快速流入管内时，表示管子位置正确。婴儿含得越好，越容易得到瓶子里的奶水。

2. 在哺乳过程中，随时调整乳旁加奶器的位置。用乳旁加奶器哺喂新生儿喝 30 毫升的奶水一般需要 20~25 分钟。如果花了更久的时间，表示管子没有放好或婴儿含得不好，或者两者兼有之。

（三）用物处理

1. 乳旁加奶器每次使用后及时清洗。

2. 清洁乳旁加奶器时，不要煮沸硅胶软管，可以用热水反复挤压冲洗，之后挂起控干。

3. 不要使用肥皂清洗硅胶软管。

三、乳旁加奶器使用注意事项

1. 调整流速

根据婴儿的吮吸反应，通过提高或者降低瓶子的高度，来控制奶的流速，过快可能会让婴儿吸吮乳房时偏爱更快的流速。

2. 位置调整

婴儿需要将乳头、乳晕以及硅胶软管都含进嘴里。放入婴儿口腔时，硅胶软管不要超出乳头顶端太多。

3. 逐渐脱离

需要密切跟踪观察婴儿小便次数和体重，并且尽快脱离使用乳旁加奶器，以免过度喂养。

4. 其他情况

一小部分哺乳母亲可能会对固定硅胶软管在乳房上的胶带过敏，可以考虑使用纸质胶布或者防过敏的胶带或敷料。

第三节　乳盾的选择与注意事项

一、乳盾的使用与母乳喂养支持

（一）乳盾的一般适用范围

乳盾，也称为亲密型乳头保护罩。乳盾常用于以下情况：

1. 乳头扁平或者凹陷的哺乳母亲，婴儿衔乳困难，通过改善含乳也无法得到解决时，可以尝试使用乳盾。

2. 有些母亲喷乳反射太强或者出奶量太大，常使婴儿来不及吞咽而呛奶，也可考虑尝试使用乳盾，以降低流速。

3. 有些乳头混淆或者强烈拒绝乳房的婴儿，也可以尝试使用乳盾，让婴儿尽快回归乳房哺乳。

（二）乳盾的特点

乳盾如图 14–5 所示。乳盾采用的是薄硅胶材质，上半部分开口处对着乳晕上方，使婴儿的鼻子可以更接近母亲的皮肤，闻到乳晕的气味。由于来自不同厂商，乳盾尺寸会有所变化。

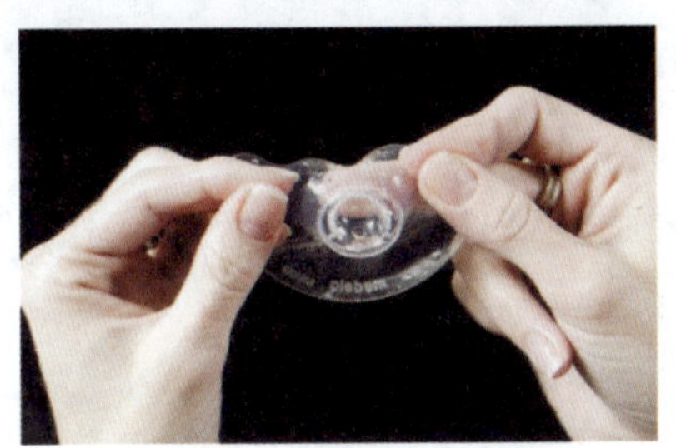

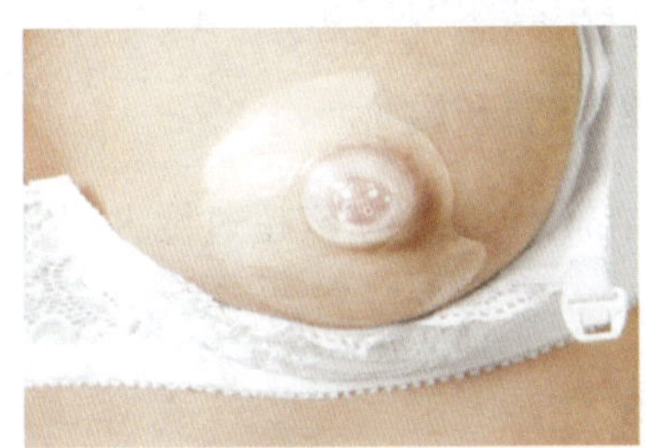

图 14–5　乳盾的特点

乳盾的顶端有 1~5 个小洞，小洞开口不等，开口越多、越大，乳汁从乳盾流出的速度越快。

二、乳盾的使用方法

（一）检查评估

使用前检查乳盾是否边缘完整，无破损。

（二）使用方法

1. 使用前几分钟，将乳盾在温水中浸泡，让其变得温暖湿润。或者在母亲乳头上涂一些乳头霜，使之更贴合乳晕部分。

2. 洗净双手，在乳盾的裙边抹点水或者乳汁，将裙边反转至乳头的一半，稍用力拉开，使之贴服到乳晕上，乳盾的低凹一侧裙线向上，使婴儿含乳时，鼻子更接近母亲皮肤。

3. 预先挤出部分乳汁在乳盾中，让婴儿更愿意吸吮。

（三）用物处理

每次使用后，及时清洗乳盾，控干水分，放入收纳盒中，下次备用。

三、乳盾使用注意事项

（一）注意产品选购

1. 尺寸匹配

在选择乳盾前，需要测量乳头与乳盾尺寸。如果乳盾底座太小，则不足以容纳较大的乳头；如果乳盾底座太大，不够密贴，容易造成松脱。应选择适合母亲乳头的尺寸。

2. 注意长度

乳盾长度不应该超过婴儿嘴唇到软硬腭连接处的长度，否则会引发婴儿呕吐反射及喂食反感。

3. 注意厚度

较厚的硅胶乳盾会减少乳汁移出。

（二）使用中确认位置

确保乳盾在喂奶的过程中保持固定在正确的位置不被移动。

（三）其他问题

1. 婴儿可能会变得依赖乳盾。

2. 硅胶材质可能让小部分母亲和婴儿引发过敏。

第四节　喂杯的使用与注意事项

一、喂杯的使用与母乳喂养支持

（一）喂杯的一般适用范围

如图 14-6 所示，喂杯常用于出生 1 周左右的新生儿补充喂食。

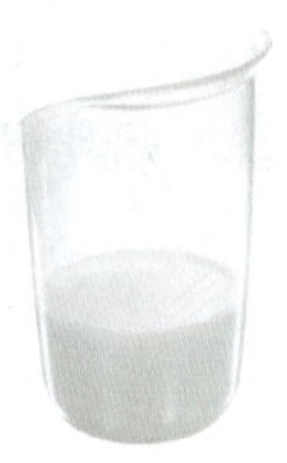

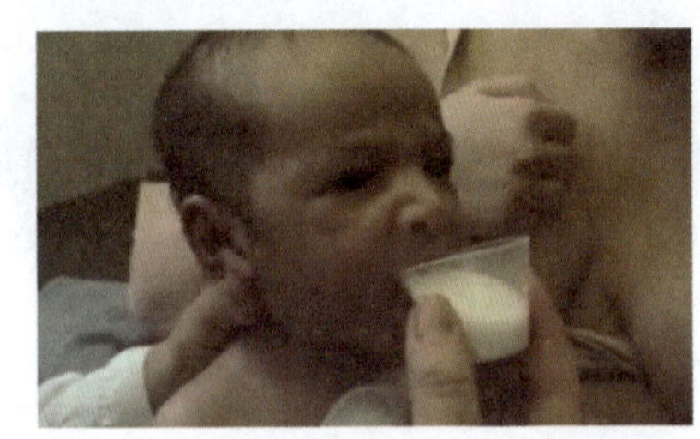

图 14-6　喂杯①

（二）喂杯的特点

1. 市面上特定的婴儿喂杯容量约 30 毫升。

2. 喂杯物美价廉，使用简便且容易掌握。

二、喂杯的使用方法

（一）检查评估

使用前检查喂杯是否边缘完整，没有破损。

（二）使用方法

1. 将新生儿近乎垂直位置抱持，并包裹好，以免碰翻杯子。

2. 杯子中的奶水只需装到半满，将边缘置于新生儿下嘴唇，不可施压。

① 图片来自 Dr. Jack Newman.

3. 将杯子略倾斜到刚好新生儿上嘴唇可以接触到奶水的位置。让新生儿自己通过小口抿或者舔来进食。

（三）用物处理

喂食后，及时清洗喂杯，控干水分，放入收纳盒中，下次备用。

三、喂杯使用注意事项

1. 使用喂杯时让新生儿处于安稳清醒状态，不能昏昏欲睡。

2. 不要将奶水大量倒入新生儿口中，以免引起呛咳。

3. 在喂食过程中会漏掉一些奶水，减少摄入量。因而杯子需要不停补充，保证正常摄入量。

4. 使用喂杯，不利于新生儿学习吸吮，可能会延迟回归乳房哺乳。

第五节　安抚奶嘴的使用与注意事项

一、安抚奶嘴的使用与母乳喂养支持

（一）安抚奶嘴的一般适用范围

1. 母乳喂养的婴儿，有较高吸吮需求时。

2. 满足纯人工喂养的婴儿非营养性吸吮需求时。

3. 早产儿过渡到经口腔进食前。

（二）安抚奶嘴的特点

安抚奶嘴是一种硅胶产品，如图 14-7 所示。安抚奶嘴作为乳头替代品，在婴儿哭闹时，通过满足非营养性吸吮需求，安抚婴儿情绪，帮助婴儿安静。但需注意的是：

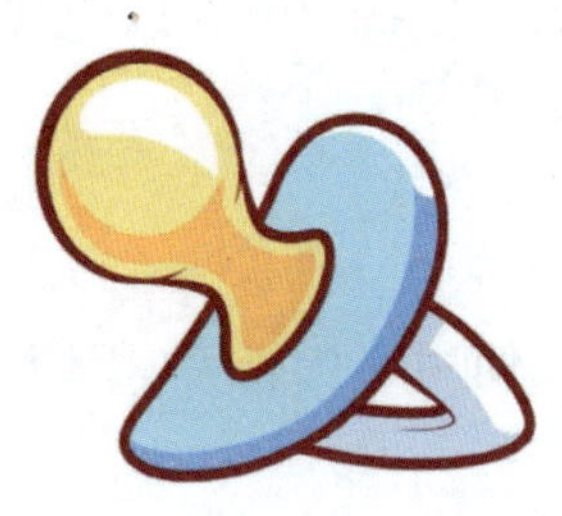
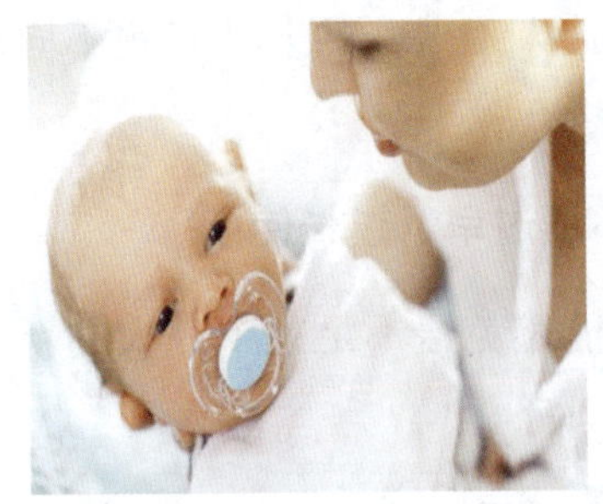

图 14–7 安抚奶嘴

1. 婴儿过早接触人工奶嘴，将影响在乳房吮吸时的模式与效率，导致母乳喂养的持续时间缩短。

2. 可能会使婴儿容易困倦，产生睡意，从而错过喂食。

3. 可能增加中耳炎的风险。

4. 长时间使用，会增加咬合不正和牙齿健康问题的风险。

二、安抚奶嘴的使用方法

（一）检查评估

1. 检查安抚奶嘴的完整性。

2. 评估婴儿已经获得充足的乳汁，仅需要满足非营养性吸吮需求。

（二）使用方法

1. 当婴儿出现因肠胀气、疲惫、烦躁等情况需要安抚时，将安抚奶嘴慢慢放入其口腔，通过吮吸让婴儿尽快安静。

2. 如果从婴儿口中滑脱，需即刻冲洗安抚奶嘴，清洁后再次放入。

（三）用物处理

使用后，及时清洗安抚奶嘴，控干水分，放入收纳盒中，下次备用。

三、安抚奶嘴使用注意事项

（一）做好评估与选择

1. 使用安抚奶嘴前，确认婴儿乳汁摄入量充足。

2. 可以让人工喂养的婴儿吸吮不同形状的安抚奶嘴，以免其习惯于某一种形状。

（二）不要过早、过长使用

1. 尽可能避免给不足一个月大的新生儿使用安抚奶嘴，因为此时亲喂吸吮模式还未稳定。

2. 6个月之后，婴儿应该停止使用安抚奶嘴，以减少耳部感染风险，以及减少因此带来的颌骨发育问题。

（三）注意安全

使用安抚奶嘴期间，不要在安抚奶嘴上挂绳或其他装饰物。

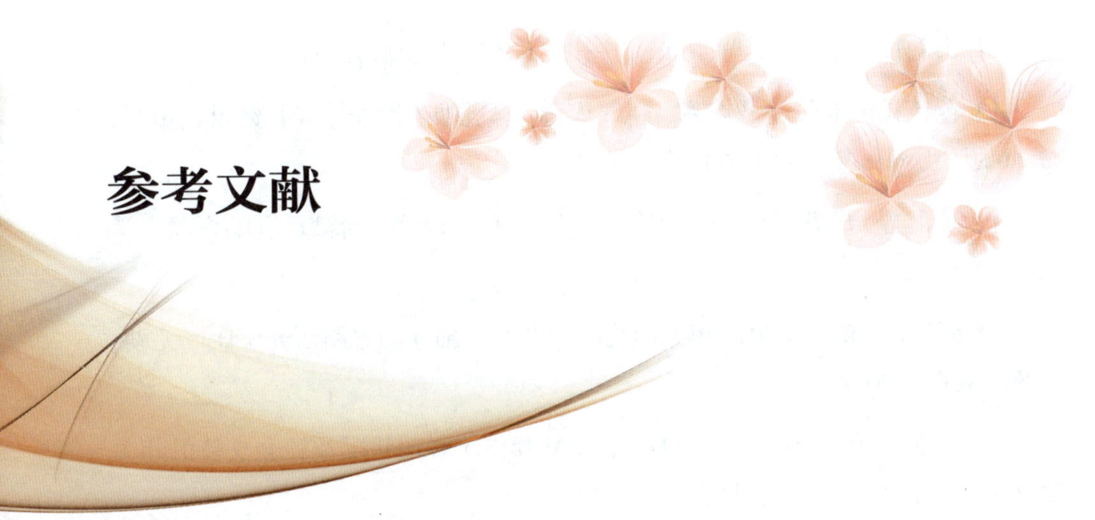

参考文献

1. 童笑梅，封志存 . 早产儿母乳喂养［M］. 北京：人民卫生出版社，2017.

2. 任钰雯，高海凤 . 母乳喂养理论与实践［M］. 北京：人民卫生出版社，2018.

3. 武洪明，许湘岳 . 职业沟通教程［M］. 北京：人民出版社，2011.

4. 金正昆 . 服务礼仪［M］. 北京：北京联合出版社，2013.

5. 陈辰 . 产后恢复师［M］. 北京：中国工人出版社，2018.

6. 尤卫红，黄婷，徐梅 . 母婴护理职业资格培训教程［M］. 广州：广东人民出版社，2017.

7. 邹震，庞大春，李庆堂 . 催乳师培训教材［M］. 北京：中国工人出版社，2012.

8. 刘湘云，陈荣华 . 儿童保健学［M］. 南京：江苏科学技术出版社，2006.

9. 刘彬 . 家庭母婴保健师［M］. 北京：中国劳动社会保障出版社，2012.

10. 邸慧敏 . 催乳师［M］. 北京：中国劳动社会保障出版社，2013.

11. 韦莉萍 . 公共营养师［M］. 广州：广东经济出版社，2011.

12. 芭芭拉・威尔逊・克莱，凯・库佛 . 母乳喂养图册［M］. 饶琳，黄娟，译 . 6 版 . 上海：复旦大学出版社，2019.

13. 王淑芳 . 母乳哺育——理论与实务［M］. 台湾：台湾母乳哺育联合学会，2015.

14. 杨萍萍 . 产后抑郁的相关影响因素及心理辅导的思路研究［D］. 芜湖：皖南医学院，2018.

15. 王永 . 产后抑郁症与产科因素和患者整体心理状况及社会支持的相关性研究［D］. 济南：山东大学，2019.

16. 李玉红 . 基于社会支持理论的产后抑郁网络干预平台效果评价［D］. 合肥：安徽医科大学，2019.

17. 陈辰 . 催乳师培训教材［M］. 北京：中国工人出版社，2015.

18. 朱凤莲，王红 . 催乳师上岗手册［M］. 北京：中国时代经济出版社，2011.